疼痛性疾病诊断与手术操作分类编码

主编　赵序利　边　鹏　傅志俭

河南科学技术出版社

·郑州·

图书在版编目（CIP）数据

疼痛性疾病诊断与手术操作分类编码/赵序利，边鹏，傅志俭主编．—郑州：河南科学技术出版社，2018.1（2023.3 重印）
ISBN 978-7-5349-8992-6

Ⅰ.①疼…　Ⅱ.①赵…②边…③傅…　Ⅲ.①疼痛-诊断-编码②疼痛-外科手术-编码　Ⅳ.①R441.1

中国版本图书馆 CIP 数据核字（2017）第 221290 号

出版发行：河南科学技术出版社
　　　　　地址：郑州市郑东新区祥盛街 27 号　　　邮编：450016
　　　　　电话：（0371）65788001　65788639
　　　　　网址：www.hnstp.cn
策划编辑：王月慧
责任编辑：王月慧
责任校对：李振方
封面设计：张　伟
责任印制：朱　飞
印　　刷：三河市同力彩印有限公司
经　　销：全国新华书店
幅面尺寸：185 mm×260 mm　　印张：9.25　　字数：211 千字
版　　次：2023 年 3 月第 2 次印刷
定　　价：98.00 元

《疼痛性疾病诊断与手术操作分类编码》编写人员

主　编　赵序利　边　鹏　傅志俭
副主编　(按姓氏笔画排序)
　　　　于俊敏　王珺楠　孙　涛　林小雯
　　　　林炜炜　赵学军　谢珺田
主　审　宋文阁

前　言

疼痛性疾病是人们就医的最常见原因，随着社会的老龄化和医疗消费水平的提高，疼痛性疾病已成为降低患者生活质量、危害人类健康的医疗社会问题。

卫生部（卫医发〔2007〕227号）文件规定，在我国二级以上医院建立疼痛科，增设一级诊疗科目。这项具有划时代意义的举措体现了我国政府对慢性疼痛患者的人文关怀和对人类健康权利的高度关注，当时得到了时任国际疼痛学会（International Association for the Study Pain, IASP）主席 T. S. Jensen 博士的高度赞扬，他在发来的贺信中指出，"在这方面，中国可以成为其他国家的榜样，来推动全世界疼痛治疗的发展"。换言之，在疼痛科的建立上，中国走在了世界前列。然而，如雨后春笋般建立的各级医院疼痛科在经历不断的创新和探索中，同样面临着核心疾病和核心技术的界定、诊疗常规和操作规范的制定、住院医师规范化培训，以及疼痛专科医师的培养、注册和认证等诸多困难和挑战。

在年轻而快速发展的疼痛科建设中，信息化建设无疑占据着至关重要的地位。而病案的数字化分类管理是规范科室信息化建设的基础，是质量控制的手段和工具，是上级主管部门制定政策、分配资源的依据，也是新兴专业逐步走向成熟的标志、国内外同行有效沟通的平台。为此，山东省立医院疼痛科和病案管理科齐心协力，尝试着编撰了《疼痛性疾病诊断与手术操作分类编码》。

本书是基于《疾病和有关健康问题的国际统计分类第十次修订本》（International Statistical Classification of Diseases and Related Health Problems, ICD-10）和《国际疾病分类第九版临床修订本手术与操作》（International Classification of Diseases Clinical Modification of 9th Revision Operation and Procedures, ICD-9-CM-3）的规则与方法进行分类编码的。它将有利于疼痛科核心疾病和核心技术的规范，以及临床资料的收集、整理、分析和利用，有利于疼痛科诊疗质量的提高和科室质量控制管理，有利于疼痛科多中心临床研究的开展和国内外有效而"同质"的学术交流，加快疼痛科的信息化建设步伐，迎接大数据时代的到来。

本书在绪论中简要介绍了 ICD-10 的疾病诊断方法和 ICD-9-CM-3 的手术操作分类方法及其编码规则。第一部分，主要针对临床常见的疼痛性疾病，分为脊柱源性疼痛疾病、神经病理性疼痛疾病、风湿免疫性及退变性疼痛疾病、癌性疼痛疾病、血管性疼痛疾病、精神源性疼痛疾病 6 章，每一病种作为一节，分别从病因病理、解剖基础、辅助检查、诊断依据进行叙述，并按病种提供编码方法的依据。第二部分，主要针对不同的病变部位，分为椎间盘、椎体、神经、椎管、骨关节及肌腱等 10 章逐一叙述。但在某些章节中，又主要依据技术的原理而不是依据施术的部位进行分类和编码，如椎间盘微创手术，不论颈椎间盘、胸椎间盘还是腰椎间盘，编码的原则都是依据各种微创技术的不同，从而避免重要的遗漏或不必要的重复。另外，为了方便临床参考查用，本书中名词与目前临床上通用的 2013 年人民卫生出版社《疾病和有关健康问题的国际统计分类第十次修订本》和 2013 年人民军医出版社《国际疾病分类第九版临床修订本手术与操作》保持一致，有个别名词与"术语在线"提供的规范用词不一致，如用"颅神经"而不是"脑神经"；还有些名词在正文与索引中不一致，如"神经破坏药"在索引中为"神经破坏剂"等。希望我们的初步尝试能够对同道们的临床工作有所帮助，为疼痛科的信息化建设和健康发展贡献一份力量。

由于我们水平有限，加之缺乏相关经验，在编撰过程中难免有疏漏和错误之处，敬请广大读者批评指正。

山东省立医院疼痛科　傅志俭

2017 年 9 月于济南

目　录

第二部分　手术操作及其编码

绪　论

一、疾病与手术操作分类概述

疾病与手术操作分类是卫生信息领域中的一个重要学科，它集基础医学、临床医学、临床流行病学、医学英语、分类规则等方面的知识于一身，是将原始资料加工成为信息的重要工具。疾病分类的目的是按照所设定的方案进行资料收集、整理、分析和利用。统一的命名是分类的基础，标准化的分类方法又是医院间、地区间乃至国际进行交流比较的桥梁。

国际疾病分类（International Classification of Diseases，ICD）是根据疾病的病因、解剖部位、临床表现和病理等特性，将疾病进行分门别类，使其成为一个有序的组合。疾病分类是用编码的方法表示疾病的分组情况。目前国际上通用的是 ICD 第 10 次修订本《疾病和有关健康问题的国际统计分类第十次修订本》（ICD-10）。ICD-10 由三卷组成，第一卷为类目表，第二卷为指导手册，第三卷为字母顺序索引。第一卷共有 22 章，其中与本书相关的疾病编码主要是第六章"神经系统疾病"及第十三章"肌肉骨骼系统和结缔组织疾病"，还有第一章"某些传染病和寄生虫病"、第二章"肿瘤"、第五章"精神和行为障碍"、第九章"循环系统疾病"等的少部分。

手术操作分类是指对患者直接施行的诊断性及治疗性操作，包括传统意义的外科手术、内科非手术性诊断和治疗性操作、实验室检查及少量对标本诊断性操作所进行的分类。手术操作分类也是用编码的方法表示手术操作的分组情况。目前国际上通用的是 ICD 第 9 版临床修订本第三卷（自成一卷出版）——《国际疾病分类第九版临床修订本手术与操作》（ICD-9-CM-3）。ICD-9-CM-3 包括一个类目表和一个索引。与本书有关的手术操作编码主要是第二章"神经系统手术"、第十六章"肌肉骨骼系统手术"及第十八章"各种诊断性和治疗性操作"。

二、基本术语与缩略语

（一）基本术语

1. 类目　ICD-10 的类目指的是三位数编码，包括一个字母和两位数字，例如 M54 背痛。ICD-9-CM-3 的类目指的是两位数编码，例如 80 关节结构的切开术和切除术。

2. 亚目　ICD-10 的亚目指的是四位数编码，包括一个字母、三位数字和一个小数点，例如 M54.3 坐骨神经痛。ICD-9-CM-3 的亚目指的是三位数编码，例如 80.5 椎间盘切除术或破坏术。

3. 细目 ICD-10 的细目指的是五位数编码，包括一个字母、四位数字和一个小数点，例如 M54.14 胸神经根炎。ICD-9-CM-3 的细目指的是四位数编码，例如 80.51 椎间盘切除术。

4. 残余类目 指亚目标题含有"其他"和"未特指"字样，是分类那些不能归类到该类目下的其他特指亚目疾病的编码。例如 G50.8 三叉神经的其他疾患、G50.9 未特指的三叉神经疾患。

5. 双重分类（星剑号分类系统） 是 ICD-10 中的常见术语，指剑号（†）和星号（*）编码，剑号表明疾病的原因，星号表明疾病的临床表现。例如带状疱疹后神经痛 B02.2† G53.0*，剑号表明病因是带状疱疹，星号表明临床表现是神经痛。

6. 主要编码和附加编码 主要编码是对主要疾病的编码，通常是患者住院的原因。当一个住院患者存在多个疾病时，要按有关规则进行选择。附加编码又称次要编码，是指除主要编码外的其他任何编码。

7. 另编（Code also） 又称为也要编码，提示在该编码下常会出现哪些伴随的其他手术或操作，这些同时伴随的手术不能相互包括和省略，也要进行编码，并给出了编码范围。

在 ICD-9-CM-3 的类目表中，经常见到"另编任何同时进行的操作（Code also any synchronous）"或"另编……手术（Code also…）"。这时如果确定做了某一操作，那就应该再编一个手术码。例如经皮椎间孔镜下腰椎间盘髓核摘除术，此手术一般同时伴有椎间盘造影术、纤维环修补术及侧隐窝注射消炎镇痛液三个手术，编码过程中需根据手术实际情况进行另编码表达。

8. 省略编码（Omit Code） 在 ICD-9-CM-3 中，有时会遇到省略编码的指示。其意义是指当某一手术只是手术中的一个先行步骤时，不必编码。例如阑尾切除术，剖腹术就不必编码。

（二）缩略语

1. NOS（not otherwise specified，其他方面未特指） 出现在 ICD-10 第一卷时，根据分类的轴心，表示三个方面中的某一种情况没有具体说明。

（1）病因未特指：例如 M81.9 骨质疏松 NOS，类目 M81 是以疾病的病因为分类轴心，即引起骨质疏松的原因，如 M81.4 药物性骨质疏松、M81.0 绝经后的骨质疏松，只有未指出病因才会分类于 M81.9。

（2）部位未特指：例如 G57.9 下肢单神经病 NOS，类目 G57 是以部位为分类轴心，即疾病发生的部位，如 G57.2 股神经损害、G57.0 坐骨神经损害，只有未指出部位才会分类于 G57.9。

（3）临床表现未特指：这是指广义的临床表现，还包括了疾病的临床分期、年龄、急慢性等。例如 M48.9 脊椎病 NOS，类目 M48 是以临床表现为分类轴心，如 M48.0 椎管狭窄、M48.1 强直性骨肥厚，这个诊断没有指出具体的临床表现，因此分类于 M48.9。

2. NEC（not elsewhere classified，不可归类在他处者） 在 ICD-10 中，既出现在第一卷，也出现在第三卷。第一卷中出现的形式是全称，第三卷中出现的是缩写。

NEC 的含义是如果能够分类到其他编码，则不要采用此编码。

NOS 和 NEC 实际上都有提示作用，提示资料不完整，需要进一步在病案中查找。例如 M48.5 椎体塌陷 NEC，根据上下文判断如果是失用性骨质疏松引起的椎体塌陷应分类于 M80.2。

NOS 和 NEC 出现在 ICD-9-CM-3 中，与在疾病分类中的意义相同。

三、疾病分类编码

（一）疾病分类轴心

ICD-10 疾病分类轴心是分类时所采用疾病的某种特征。在国际疾病分类中，使用的疾病特征可以归纳为四大类，即病因、部位、临床表现（包括症状、体征、分期、分型、性别、年龄、急慢性、发病时间等）和病理，因此国际疾病分类称之为多轴心分类。疾病分类的轴心也是分类的标准，标准一旦确立，分类将围绕着标准进行。

（二）疾病分类编码的查找方法

疾病分类编码的查找方法分为三个步骤，首先要确定主导词，其次是在第三卷索引中查找编码，最后是在第一卷中核对编码。

1. 确定主导词　主导词是指第三卷索引中的黑体字词，它的确定是查找过程中最重要的一步，其选择方法如下。

（1）疾病的主导词主要是由疾病诊断中的临床表现担任，常常被置于诊断术语的尾部。例如三叉神经痛、棘突滑囊炎、强直性脊柱炎。

（2）疾病的病因常常可以作为主导词。例如带状疱疹后神经痛。

（3）以人名、地名命名的疾病（包括综合征），可以直接查找。英文以该国发音为准进行汉字翻译。例如雷诺综合征。

（4）"综合征"可以作为主导词，但其下修饰词不含有人名和地名。例如腕管综合征。

（5）"病"结尾的诊断，首先要按全名称查（去除明显的修饰词），如果查不到，可以将"病"作为主导词。例如周围神经病（"周围"是明显的修饰词）。

2. 在第三卷索引中查找编码　首先，识别疾病诊断的类型，在第三卷的三个索引中选定适当的索引进行查找；其次，查找已确定的主导词，主导词的查找方法包括首字笔画查找法、首字拼音查找法、书眉拼音查找法，书眉拼音查找法是最简便快捷的方法；最后，是编码的查找，具体的查找方法在此不展开叙述。

3. 在第一卷中核对编码　编码查找的第三步是核对编码，要在第一卷中进行。主要是看第一卷中章、节、类目、亚目下"包括"和"不包括"的注释及指示性说明。"包括"的注释为某一范围之类目或一个三位数类目中的全部亚目所共有的一般诊断性描述，在章、节、类目下具有提示分类的意义。"不包括"的注释出现在某些黑体字标题下方，提示这些诊断应分类于他处。例如创伤性腰椎间盘移位，以"移位"为主导词，查找"－椎间盘－－腰骶"，获得的编码是 M51.2。核对编码时可见节下有注释，不包括近期损伤。另以"脱位"为主导词，查找"－腰（椎），腰骶（椎）"得到的编码是 S33.1。经在第一卷中核对，此编码正确。在本书后述内容中，无须特别说明的均省略此核对编码步骤。

四、手术操作分类编码

（一）手术操作分类编码的查找方法

手术操作分类编码的查找方法与疾病分类编码的查找方法相同。第一步是确定主导词，第二步是查找索引，第三步是在类目表中核对编码。

1. 确定主导词　在 ICD-9-CM-3 中，主导词通常指出所进行操作的类型，并不涉及相关的解剖部位。确定主导词的方法如下。

（1）一般如手术方式或操作方法为主导词，它们通常位于操作术语的尾部。例如椎间盘纤维环修补术。

（2）切开术、切除术、造影术、成形术等，通常按照全名称直接查找。例如椎骨成形术。

（3）以人名命名的手术可以直接查人名，也可以手术方式查找，其中有些还可以直接以手术为主导词查找。

本书涉及手术的主导词确定相对于其他学科手术有一定的难度，需要仔细学习。常用的主导词是"破坏术""松解术""注射""植入术"等。

2. 通过索引查找编码　索引中查找编码的方法，参见索引的排列。

3. 在类目表中核对编码　这一过程要注意章、节、类目或亚目中的"包括"与"不包括"等注释。它有可能提示手术操作编码需要改变。

（二）手术操作名称与编码的关系

手术操作名称的各个组成成分都有可能影响到编码，因此完整的名称对于编码的准确性起着关键的作用。构成手术名称的主要成分有（范围）部位、术式、入路、疾病性质。

例如：星状神经节阻滞术　　（范围）部位 + 术式

肛门瘘关闭术　　　　（范围）部位 + 疾病性质 + 术式

经皮椎间盘旋切术　　入路+（范围）部位 + 术式

针刀松解术　　　　　术式

另外，手术操作伴随的特殊器械和方法、手术目的也将会对编码产生影响。从上述例子可见，部位和术式是手术操作名称的基本成分，也称为核心轴心。手术名称构成公式并非要求每一个手术名称都必须包括所有成分，针刺、灸都是一种操作方式，但可以独立存在，有编码。这两个手术操作名称实际上连操作部位都没有，仍可以编码。

1. 解剖部位对编码的影响　作为手术操作术语的核心成分，解剖部位是必须指出的，否则就难以分类或会被笼统地分类。不指出部位的情况鲜有发生。例如 77.10 骨髓腔减压术。

不同部位的骨髓腔减压术有不同的细目编码，如股骨骨髓腔减压术编码为 77.15，跟骨骨髓腔减压术编码为 77.18，胫骨骨髓腔减压术编码为 77.17。不明确部位的骨髓腔减压术也可以笼统地给予编码。

对于穿刺术，如果不指出部位就不能编码。

针刺术的编码为99.92，用于麻醉的编码是99.91，加用灸则编码于93.35。针刺术的部位不影响编码。

在手术分类中，相同器官左右部位的编码相同。另外，当指出的部位过于详细，索引中没有列出这个具体部位时，可采用类似疾病分类的放大法进行处理。

2. 手术术式对编码的影响　手术术式也是手术名称的核心成分，它比部位更加重要，没有术式根本无法分类。术式也是医师们一定会书写的成分，但又是一个常常产生问题、不能正确表达的成分。例如半月神经节的射频治疗，其包括射频热凝毁损术和射频调节术。其中周围神经射频热凝毁损术分类于神经破坏术；周围神经射频调节术为一物理疗法，主要作用为调节神经功能，分类于神经"其他手术"。两种手术差别较大，在这种情况下，必须查看病案才能正确编码。

3. 手术入路对编码的影响　通常手术的入路并不需要指出，少数情况下需要给予说明。

4. 疾病性质对编码的影响　疾病性质通常对手术编码没有影响，大多数情况没有必要再指出疾病的性质。

5. 手术伴随的其他情况对编码的影响　单独性和复合性的手术对编码影响较大，往往可以改变类目，不仅仅是亚目和细目的变动。

例如：椎间盘切除术　　80.51

　　　- 伴有椎体切除术　　80.99

6. 手术目的对编码的影响　手术目的必须书写明确才能准确编码。也就是说，不仅要书写手术名称，还要提示手术目的，这样才利于编码的准确性。

例如：交感神经的注射

　　　　目的：用于麻醉　　　　05.31

　　　　　　　神经破坏剂　　　　05.32

总之，如果在一个术语中出现上述六个方面的描述时，不要轻易地忽略，要在索引中查找直至证实所有成分对编码都不影响时，才可不究。同时，在查找编码之前，要认真阅读病案，审核手术诊断名称的完整性。如果发现诊断术语有不完整或遗漏之处，务必请医师及时修正后再编码。

（林炜炜　边　鹏）

第一部分 疼痛性疾病诊断及其编码

疼痛性疾病是医学和生物学中富有挑战性的问题之一，疼痛性疾病的诊断及其编码同样让很多医生困惑。本部分就疼痛临床常见的脊柱源性疼痛、神经病理性疼痛、风湿免疫性及退变性疼痛、癌性疼痛、血管性疼痛、精神源性疼痛等疾病，从疾病特点、病因病理、解剖基础、辅助检查、诊断依据及编码方法等几个方面进行描述，以期为广大疼痛临床从业者及编码人员快速了解疼痛临床常见疾病的诊断及其编码知识提供帮助。

第一章 脊柱源性疼痛疾病

第一节 颈源性头痛

颈源性头痛的概念于 1983 年由 Sjaastad 等学者提出，是指由颈椎和（或）颈部软组织的器质性或功能性病损所引起的以慢性、单侧或双侧反复头部疼痛为主要临床表现的一组以疼痛为主的临床综合征，疼痛性质是牵涉痛。颈源性头痛可以发生在任何年龄，以中年人居多。

头痛多为单侧，有时可以是双侧，通常以一侧为重。疼痛首先发生于颈部或枕部，随之扩散至病变侧的额、颞及眶部，在疼痛发作最剧烈时，额、颞部疼痛程度最重，可超过颈、枕部疼痛。疼痛程度为中重度，非刺痛，常感觉深在颅内。疼痛呈间歇性发作，每次发作持续数小时至数日，缓解期可长达数小时至数月。随着病情的进展，缓解期逐渐缩短，有的患者转为持续疼痛阵发性加剧。颈部活动、不良的颈部姿势及按压由眶上神经、高位颈神经（第 1~3 颈神经）所支配的组织可诱发头痛发作，有时行咽鼓管检查、咳嗽或打喷嚏也可诱发疼痛。颈部僵硬，主动和被动活动受限，可伴有同侧肩部及上肢痛。伴有恶心、呕吐、畏光、视力模糊、流泪、声音恐怖、眩晕等症状和体征。

一、病因病理

颈源性头痛可根据神经根的不同受累部分，分为神经根的感觉根纤维受到刺激引起的神经源性疼痛和腹侧运动神经根受到刺激引起的肌源性疼痛。

颈椎间盘退变导致椎间孔变形，椎间孔内走行的神经、血管都可因压迫、牵拉、成角和炎症而受到刺激引起疼痛和神经功能障碍；同时，髓核突出可直接引起无菌性炎症、神经水肿，引起颈椎间盘源性神经根炎，导致顽固性颈源性头痛。慢性持续性肌肉痉挛引起组织缺血、缺氧，无氧代谢产物在肌肉组织中聚集，引起颈部肌筋膜炎，刺激在软组织内穿行的神经干及神经末梢产生疼痛。

二、解剖基础

第1～4颈神经与头痛关系密切。枕大神经、枕小神经和耳大神经是传导颈源性头痛的主要神经。这些神经的分支靠近椎动脉经枕骨大孔进入颅腔前的成角处，容易受到椎骨突起及肌肉附着处的刺激及损伤。来自嗅神经、面神经、舌咽神经、迷走神经和三叉神经传入支的终末纤维与第1～3颈神经后根传入纤维在第1～2颈髓节段后角内联系。这些颈神经的感觉范围可向前延伸到前额部、眶下部，受卡压或炎症刺激时可出现牵涉性头部疼痛，常伴有耳鸣、眼胀及嗅觉和味觉改变。

三、辅助检查

1. X线检查　早期常无明显改变；以后可见关节间隙狭窄和不稳，关节突增生，骨刺形成；后期可见关节肥大、周边部伴有明显的骨赘形成，椎间孔变小，或棘突增宽变厚，棘上韧带钙化等。

2. CT检查　有些患者可见关节突关节缘骨刺形成、关节突关节肥大、关节间隙变窄、关节软骨变薄、关节突关节内"真空现象"、关节囊钙化、关节突软骨下骨质硬化等，少数患者可见高位颈椎间盘突出。

3. MRI检查　是最敏感的辅助检查手段，可同时观察椎间盘、神经根、脊髓等各种颈椎组织，还可以通过组织的含水量来分析组织的退变情况。

四、诊断依据

1. Sjaastad等学者提出的主要诊断依据　①单侧头痛，不累及对侧，可放射至同侧肩部或上肢；②按压颈部引起头痛；③颈部运动和（或）单一长久的头部姿势可以激发疼痛。

2. 国际疼痛学会（IASP）公布的诊断依据　①几乎完全局限于一侧的中重度头痛，始于颈部或枕部，最后可扩散至前额和颞部；②头痛间歇性发作，早期持续时间不等，以后发作愈发频繁，疼痛时轻时重；③临床症状和体征显示颈部受累；④可用枕大神经、枕小神经、第3枕神经或颈交感神经节阻滞进行试验性诊断。

3. 结合以上两种观点的诊断依据　①颈部活动和（或）头部维持于异常体位时头

痛症状加重，或按压头痛侧的上颈部或枕部时头痛症状加重；②颈部活动范围受限；③同侧的颈、肩或上肢有非根性疼痛（定位不明确），或偶有上肢根性痛；④单侧头痛，不向对侧转移；⑤诊断性神经阻滞有助于明确诊断。

五、编码方法

在 ICD-10 第一卷中，有关头痛的分类如下。

G44　其他头痛综合征

G44.0　丛集性头痛综合征

G44.1　血管性头痛，不可归类在他处者

G44.2　紧张型头痛

G44.3　慢性创伤后头痛

G44.4　药物性头痛，不可归类在他处者

G44.8　其他特指的头痛综合征

六、编码查找方法

颈源性头痛的编码查找方法是在 ICD-10 第三卷中查找主导词"头痛"，下面"-特指的综合征 NEC"，获得编码 G44.8。

核对 ICD-10 第一卷，类目"G44　其他头痛综合征"，其亚目分类轴心为头痛的类型，颈源性头痛不在所列出的特异性类型范围，归类于其他特指类型的分类 G44.8。

第二节　颈椎病

颈椎病是由于颈椎间盘退行性改变及其继发病理改变累及周围组织结构（神经根、脊髓、椎动脉、交感神经等）而导致的一系列临床症状，仅有颈椎的退行性改变而无临床表现者不能称之为颈椎病。其发病率随年龄增长而增加，据统计，50 岁年龄组发病率约为 25%，60 岁年龄组发病率约为 50%，70 岁以上年龄组发病率更高。

根据受累组织和结构的不同，颈椎病分为以下几种类型：颈型（又称软组织型）颈椎病、神经根型颈椎病、脊髓型颈椎病、交感神经型颈椎病、椎动脉型颈椎病、其他型（目前主要指食管压迫型颈椎病），如果两种和（或）以上类型同时存在，则称为"混合型"颈椎病。

一、颈型颈椎病

1. 病因病理　颈型颈椎病是在颈部肌肉、韧带、关节囊急性和慢性损伤，椎间盘退变，椎体不稳，小关节错位等的基础上，机体受凉、感冒、疲劳、睡眠姿势不当或枕高不适宜，使颈椎过伸或过屈，颈项部肌肉、韧带、神经受到牵张或压迫所致。

2. 解剖基础　除第 1 颈椎与第 2 颈椎之间的寰枢关节无椎间盘外，从第 2 颈椎至第 1 胸椎共有 6 个椎间盘。纤维环、髓核和软骨终板共同组成椎间盘。椎间盘退变、

椎体增生、小关节增生等都可以导致附着在颈椎上的肌肉筋膜和韧带的无菌性炎症，以及走行在肌肉的脊神经后支受到卡压而导致临床症状。

3. 辅助检查 X 线片可正常，或可见关节间隙狭窄和不稳、关节突增生、骨刺形成、关节肥大、周边部伴有明显的骨赘形成、项韧带钙化等改变。

4. 诊断依据 具有典型的落枕史及上述颈项部症状体征；影像学检查可正常或仅有生理曲度改变或轻度椎间隙狭窄，少有骨赘形成。其常见临床表现如下。

（1）颈项强直、疼痛，可有整个肩背疼痛发僵，不能做点头、仰头及转头活动，呈斜颈姿势。需要转颈时，躯干必须同时转动，也可出现头晕的症状。

（2）少数患者可出现放射性肩臂手疼痛、胀麻，咳嗽或打喷嚏时症状不加重。

（3）临床检查：急性期颈椎活动绝对受限，颈椎各方向活动范围近于 0°。颈椎旁肌、第 1~7 胸椎旁或斜方肌、胸锁乳突肌有压痛，冈上肌、冈下肌也可有压痛。如有继发性前斜角肌痉挛，可在胸锁乳突肌内侧，相当于第 3~6 颈椎横突水平，扪到痉挛的肌肉，稍用力压迫，即可出现肩臂手放射痛。

5. 编码方法 在 ICD-10 第一卷中，有关颈椎病的分类如下。

M47 脊椎关节强硬

M47.0† 脊髓前动脉和椎动脉压迫综合征（G99.2*）

M47.1 其他的脊椎关节强硬伴有脊髓病

M47.2 其他的脊椎关节强硬伴有神经根病

M47.8 其他的脊椎关节强硬（颈椎、腰骶、胸椎关节强硬不伴有脊髓病或神经根病）

M47.9 未特指的脊椎关节强硬

M50 颈椎间盘疾患

M50.0† 颈椎间盘疾患伴有脊髓病（G99.2*）

M50.1 颈椎间盘疾患伴有神经根病

M50.2 其他的颈椎间盘移位

M50.3 其他的颈椎间盘变性

M50.8 其他的颈椎间盘疾患

M50.9 未特指的颈椎间盘疾患

6. 编码查找方法 临床分为颈椎病与颈椎间盘突出两大类型。

（1）颈椎病：为退行性骨质病变。编码查找方法是在 ICD-10 第三卷中查找主导词"脊椎关节强硬"，下面"-颈（颈椎病）"，获得编码为 M47.8。

（2）颈椎间盘突出：强调的是"突出"，为破裂。编码查找方法是在 ICD-10 第三卷中查找主导词"移位"，下面"-椎间盘--颈，颈胸（伴有）"，获得编码为 M50.2。

二、神经根型颈椎病

1. 病因病理 神经根型颈椎病是由于椎间盘退变、突出、节段性不稳定、骨质增生或骨赘形成等原因在椎管内或椎间孔处刺激和压迫颈神经根所致。

2. 解剖基础 从第 2 颈椎至第 1 胸椎共有 6 个椎间盘。纤维环、髓核和软骨终板共同组成椎间盘。椎间盘的突出或退变、椎体增生、小关节增生等可使颈神经根受到压迫，而导致临床症状。

3. 辅助检查 X线片可见关节间隙狭窄和不稳，关节突增生，骨刺形成，关节肥大、周边部伴有明显的骨赘形成，项韧带钙化等。CT、MRI 等检查可见椎间盘突出或增生的骨质压迫神经根，导致椎间孔狭窄或神经根水肿等改变。

4. 诊断依据 具有根性分布的症状（麻木、疼痛）和体征；椎间孔挤压试验或（和）臂丛牵拉试验阳性；影像学检查所见与临床表现基本相符合；排除颈椎外病变（胸廓出口综合征、网球肘、腕管综合征、肘管综合征、肩周炎、肱二头肌长头腱鞘炎等）所致的疼痛。其常见临床表现如下。

（1）颈痛和颈部发僵，常常是最早出现的症状。有些患者还有肩部及肩胛骨内侧缘疼痛。

（2）上肢放射痛或麻木。这种疼痛和麻木沿着受累神经根的走行和支配区放射，具有特征性，因此称为根型疼痛。疼痛或麻木可以呈发作性，也可以呈持续性。有时症状的出现与缓解和患者颈部的位置与姿势有明显关系。颈部活动、咳嗽、打喷嚏、用力及深呼吸等，可以加重症状。

（3）患侧上肢感觉沉重、握力减退，有时出现持物坠落。可有血管运动神经的症状，如手部肿胀等。后期可以出现肌肉萎缩。

（4）临床检查：颈部僵直、活动受限。患侧颈部肌肉紧张，棘突、棘突旁、肩胛骨内侧缘及受累神经根所支配的肌肉有压痛。椎间孔部位出现压痛并伴上肢放射痛、麻木或使原有症状加重具有定位意义。椎间孔挤压试验阳性，臂丛牵拉试验阳性。仔细、全面的神经系统检查有助于定位诊断。

5. 编码方法 在 ICD-10 第一卷中，有关颈椎病的分类如下。

M47 脊椎关节强硬

M47.0† 脊髓前动脉和椎动脉压迫综合征（G99.2*）

M47.1 其他的脊椎关节强硬伴有脊髓病

M47.2 其他的脊椎关节强硬伴有神经根病

M47.8 其他的脊椎关节强硬（颈椎、腰骶、胸椎关节强硬不伴有脊髓病或神经根病）

M47.9 未特指的脊椎关节强硬

M50 颈椎间盘疾患

M50.0† 颈椎间盘疾患伴有脊髓病（G99.2*）

M50.1 颈椎间盘疾患伴有神经根病

M50.2 其他的颈椎间盘移位

M50.3 其他的颈椎间盘变性

M50.8 其他的颈椎间盘疾患

M50.9 未特指的颈椎间盘疾患

6. 编码查找方法 临床分为神经根型颈椎病与颈椎间盘突出伴有神经根病两大类型。两者虽临床表现一样，但由于发病机制不同，编码因此不同。如两者同时存在，以临床表现和影像学诊断为依据选择主要编码。

（1）神经根型颈椎病：为退行性骨质病变压迫神经根造成。编码查找方法是在 ICD-10 第三卷中查找主导词"脊椎关节强硬"，下面"-伴有--压迫---神经根或神经丛"，获得编码为 M47.2† G55.2*。

（2）颈椎间盘突出伴有神经根病：强调的是"突出"，为破裂，髓核出来压迫神经根。编码查找方法是在 ICD-10 第三卷中查找主导词"移位"，下面"-椎间盘--颈，颈胸（伴有）---神经炎、神经根炎或神经根病"，获得编码为 M50.1† G55.1*。

三、脊髓型颈椎病

脊髓型颈椎病的发病率占颈椎病的 12%～20%，由于可造成肢体瘫痪，因而致残率高。以 40～60 岁的中年人多见。合并发育性颈椎管狭窄时，患者的平均发病年龄比无椎管狭窄者小。

1. 病因病理　脊髓型颈椎病是由于椎间盘退变或突出、骨质增生或骨赘形成等原因压迫颈髓所致，通常起病缓慢，多数患者无颈部外伤史。

2. 解剖基础　颈椎间盘的突出压迫脊髓，或颈椎后缘增生及后纵韧带骨化压迫脊髓，或黄韧带肥厚骨化压迫脊髓，导致脊髓前方的锥体束受累，引起一系列上运动神经元受压的临床症状。

3. 辅助检查　X 线片可见关节间隙狭窄，骨刺形成，关节肥大、周边部伴有明显的骨赘形成，项韧带钙化等。CT、MRI 等检查可见椎间盘突出或椎体后缘的增生压迫颈部脊髓，严重者可见脊髓水肿、脊髓内信号异常等改变。

4. 诊断依据　出现颈脊髓损害的临床表现；影像学检查显示颈椎退行性改变、颈椎管狭窄，并证实存在与临床表现相符合的颈脊髓压迫；除外进行性肌萎缩性脊髓侧索硬化症、脊髓肿瘤、脊髓损伤、继发性粘连性蛛网膜炎、多发性末梢神经炎等。常见临床表现如下。

（1）多数患者先出现一侧或双侧下肢麻木、沉重感，下肢肌肉发紧，抬步慢；继而出现上下楼梯困难。严重者步态不稳、行走困难，有踩棉感。病情进一步发展，患者须拄拐或借助他人搀扶才能行走，直至出现双下肢呈痉挛性瘫痪，卧床不起，生活不能自理。

（2）出现一侧或双侧上肢麻木、疼痛，双手无力、不灵活，写字、系扣、持筷等精细动作难以完成，持物易落。严重者甚至不能自己进食。

（3）躯干部出现感觉异常，患者常感觉在胸部、腹部或双下肢有如皮带样的捆绑感，称为"束带感"。同时下肢可有烧灼感、冰凉感。

（4）部分患者出现膀胱和直肠功能障碍。如排尿无力、尿频、尿急、尿不尽、尿失禁或尿潴留等排尿障碍，便秘，性功能减退。

（5）临床检查：颈部多无体征；上肢或躯干部出现节段性分布的浅感觉障碍区，深感觉多正常，肌力下降，双手握力下降；四肢肌张力增高，可有折刀感；腱反射活跃或亢进，包括肱二头肌、肱三头肌、桡骨膜、膝腱和跟腱反射；髌阵挛和踝阵挛阳性；病理反射阳性，如上肢霍夫曼（Hoffmann）征、罗索利莫（Rossolimo）征、下肢巴宾斯基（Babinski）征、查多克（Chaddock）征；浅反射如腹壁反射、提睾反射减弱或消失；如果上肢腱反射减弱或消失，提示病损在该神经节段水平。

5. 编码方法　在 ICD-10 第一卷中，有关颈椎病的分类如下。

M47　脊椎关节强硬

M47.0†　脊髓前动脉和椎动脉压迫综合征（G99.2*）

M47.1　其他的脊椎关节强硬伴有脊髓病

M47.2　其他的脊椎关节强硬伴有神经根病

M47.8　其他的脊椎关节强硬（颈椎、腰骶、胸椎关节强硬不伴有脊髓病或神经根病）

M47.9　未特指的脊椎关节强硬

M50　颈椎间盘疾患

M50.0†　颈椎间盘疾患伴有脊髓病（G99.2*）

M50.1　颈椎间盘疾患伴有神经根病

M50.2　其他的颈椎间盘移位

M50.3　其他的颈椎间盘变性

M50.8　其他的颈椎间盘疾患

M50.9　未特指的颈椎间盘疾患

6. 编码查找方法　临床分为脊髓型颈椎病与脊髓型颈椎间盘突出两大类型。

（1）脊髓型颈椎病：为退行性骨质病变压迫脊髓造成。编码查找方法是在 ICD-10 第三卷中查找主导词"脊椎关节强硬"，下面"-伴有--脊髓病 NEC"，获得编码为 M47.1† G99.2*。

（2）脊髓型颈椎间盘突出：强调的是"突出"，为破裂，髓核出来压迫脊髓。编码查找方法是在 ICD-10 第三卷中查找主导词"移位"，下面"-椎间盘--伴有脊髓病"，获得编码为 M50.0† G99.2*。

四、交感神经型颈椎病

1. 病因病理　由于椎间盘退变和节段性不稳定等因素，对颈椎周围的交感神经末梢造成刺激，产生交感神经功能紊乱。因为椎动脉表面富含交感神经纤维，当交感神经功能紊乱时，常常累及椎动脉，导致椎动脉的舒缩功能异常。因此，交感神经型颈椎病在出现全身多个系统症状的同时，还常常伴有椎基底动脉供血不足的表现。

2. 解剖基础　颈脊神经没有交感神经节前纤维，只有来自颈交感神经节的节后纤维。其神经纤维分布到周围的器官，如血管、腺体和竖毛肌等；也分布到椎管内的血管和脊髓被膜血管上。因而其既分布到头部和颈部，也分布到上肢、咽部和心脏。颈内动脉周围的交感神经及伴随动脉的分支，分布到眼部。椎动脉周围的交感神经，进入颅内后伴随迷路动脉，分布到内耳；也伴随椎骨部椎动脉的分支，进入椎管内，分布到脊膜和脊髓。所以在颈交感神经受刺激时，出现视力模糊、耳鸣、平衡失调、手指肿胀等临床症候群。

3. 辅助检查　X 线片可见关节间隙狭窄，骨刺形成，关节肥大、周边部伴有明显的骨赘形成，项韧带钙化等。CT、MRI 等检查可见椎间盘突出或椎体后缘的增生等改变。

4. 诊断依据　诊断较难，目前尚缺乏客观的诊断指标。可出现交感神经功能紊乱的临床表现，影像学检查显示颈椎节段性不稳定。对部分症状不典型的患者，如果行星状神经节阻滞或颈椎高位硬膜外阻滞后，症状有所减轻，则有助于诊断。除外其他原因所致的眩晕，常见临床表现如下。

（1）头部症状：如头晕或眩晕、头痛或偏头痛、头沉、枕部痛，睡眠欠佳、记忆力减退、注意力不易集中等。偶有因头晕而跌倒者。

（2）眼耳鼻喉部症状：眼胀、干涩或多泪、视力变化、视物不清、眼前好像有雾等；耳鸣、耳堵、听力下降；鼻塞、变应性鼻炎；咽部异物感、口干、声带疲劳等；味觉改变等。

（3）胃肠道症状：恶心甚至呕吐、腹胀、腹泻、消化不良、嗳气等。

（4）心血管症状：心悸、胸闷、心率变化、心律失常、血压变化等。

（5）面部或某一肢体多汗、无汗、畏寒或发热，有时感觉疼痛、麻木但是又不按神经节段或走行分布。

以上症状往往与颈部活动有明显关系，坐位或站立时加重，卧位时减轻或消失。颈部活动多、长时间低头、在电脑前工作时间过长或劳累时明显，休息后好转。

（6）临床检查：颈部活动多正常，颈椎棘突间或椎旁小关节周围的软组织压痛。有时还可伴有心率、心律、血压等的变化。

5. 编码方法　在 ICD-10 第一卷中，有关颈椎病的分类如下。

M47　脊椎关节强硬

M47.0† 脊髓前动脉和椎动脉压迫综合征（G99.2*）

M47.1　其他的脊椎关节强硬伴有脊髓病

M47.2　其他的脊椎关节强硬伴有神经根病

M47.8　其他的脊椎关节强硬（颈椎、腰骶、胸椎关节强硬不伴有脊髓病或神经根病）

M47.9　未特指的脊椎关节强硬

M50　颈椎间盘疾患

M50.0† 颈椎间盘疾患伴有脊髓病（G99.2*）

M50.1　颈椎间盘疾患伴有神经根病

M50.2　其他的颈椎间盘移位

M50.3　其他的颈椎间盘变性

M50.8　其他的颈椎间盘疾患

M50.9　未特指的颈椎间盘疾患

6. 编码查找方法　临床分为交感神经型颈椎病与颈椎间盘突出伴有神经病两大类型。

（1）交感神经型颈椎病：为退行性骨质病变刺激神经造成。编码查找方法是在 ICD-10 第三卷中查找主导词"脊椎关节强硬"，下面"-伴有--压迫---神经根或神经丛", 获得编码为 M47. 2† G55. 2*。

（2）颈椎间盘突出伴有神经根病：强调的是"突出"，为破裂，髓核出来刺激神经所致。编码查找方法是在 ICD-10 第三卷中查找主导词"移位"，下面"-椎间盘--颈，颈胸（伴有）---神经炎、神经根炎或神经根病"，获得编码为 M50. 1† G55. 1*。

五、椎动脉型颈椎病

1. 病因病理 当头向一侧歪屈或扭动时，其同侧的椎动脉受挤压使椎动脉的血流减少，但是对侧的椎动脉可以代偿，从而保证椎基底动脉血流不受太大的影响。当颈椎出现节段性不稳定和椎间隙狭窄时，可以造成椎动脉扭曲并受到挤压；椎体边缘及钩椎关节等处的骨赘可以直接压迫椎动脉或刺激椎动脉周围的交感神经纤维，使椎动脉痉挛而出现椎动脉血流瞬间变化，导致椎基底动脉供血不足而出现症状。

2. 解剖基础 椎动脉起自锁骨下动脉，穿第 6 至第 1 颈椎横突孔，经枕骨大孔入颅腔，行于延髓腹侧，在脑桥下缘，左右椎动脉合成基底动脉。椎动脉分支：脊髓前、后动脉，分布于脊髓；小脑下后动脉，分布于小脑下后部及延髓背外侧部；小脑下前动脉，分布于小脑下前部；小脑上动脉，分布于小脑上部。颈椎病患者由于椎节失稳后钩椎关节松动、变位、骨质增生、髓核脱出等刺激或压迫椎动脉引起血管痉挛、狭窄或扭曲等改变而产生一系列临床症状。

3. 辅助检查 经颅彩色多普勒（transcranial color Doppler，TCCD）、数字减影血管造影（digital substraction angiography，DSA）、磁共振血管成像（magnetic resonance angiography，MRA）可探查基底动脉血流、椎动脉颅内血流，推测椎动脉血供情况，是检查椎动脉供血不足的有效手段，是椎动脉型颈椎病的常用检查手段。椎动脉造影和椎动脉 B 超对诊断有一定帮助。X 线片可见关节间隙狭窄，骨刺形成，关节肥大、周边部伴有明显的骨赘形成，项韧带钙化等。CT、MRI 等检查可见椎间盘突出或椎体后缘的增生等改变。

4. 诊断依据 曾有猝倒发作、并伴有颈性眩晕；旋颈试验阳性；影像学检查显示节段性不稳定或钩椎关节增生；除外其他原因导致的眩晕。常见以下临床表现。

（1）颈部位置改变有关的发作性眩晕，复视伴有眼震，有时伴随恶心、呕吐、耳鸣或听力下降。

（2）下肢突然无力猝倒，但是意识清醒，多在头颈处于某一位置时发生。

（3）偶有肢体麻木、感觉异常。可出现一过性瘫痪、发作性昏迷。

5. 编码方法 在 ICD-10 第一卷中，有关颈椎病的分类如下。

M47 脊椎关节强硬

M47.0† 脊髓前动脉和椎动脉压迫综合征（G99. 2*）

M47.1 其他的脊椎关节强硬伴有脊髓病

M47.2 其他的脊椎关节强硬伴有神经根病

M47.8 其他的脊椎关节强硬（颈椎、腰骶、胸椎关节强硬不伴有脊髓病或神经根病）

M47.9 未特指的脊椎关节强硬

6. 编码查找方法　椎动脉型颈椎病一般是由于颈椎关节增生引起的。编码查找方法是在 ICD-10 第三卷中查找主导词"综合征"，下面"-压迫--脊髓前动脉和椎动脉"，获得编码是 M47.0[†] G99.2[*]。

六、混合型颈椎病

混合型颈椎病是由于颈椎软组织病理改变累及颈脊神经根、脊髓颈段、椎动脉或颈交感神经节等结构，且不仅累及一种组织结构，往往可能同时刺激或压迫几种组织结构，使临床症状多样化、复杂化，且各组织受累可同时出现，更多的是先后发生，故临床上早期表现为单一型，而后期演变成混合型。

在 ICD-10 第一卷中，有关颈椎病的分类如下。

M47　脊椎关节强硬

M47.0[†]　脊髓前动脉和椎动脉压迫综合征（G99.2[*]）

M47.1　其他的脊椎关节强硬伴有脊髓病

M47.2　其他的脊椎关节强硬伴有神经根病

M47.8　其他的脊椎关节强硬（颈椎、腰骶、胸椎关节强硬不伴有脊髓病或神经根病）

M47.9　未特指的脊椎关节强硬

编码查找方法是在 ICD-10 第三卷中查找主导词"脊椎关节强硬"，下面"-颈（颈椎病）"，获得编码为 M47.8。

第三节　腰椎间盘突出症

腰椎间盘突出症是因椎间盘退变，纤维环破裂，髓核突出刺激或压迫神经根、马尾神经所表现出的一种综合征，是腰腿痛最常见的原因之一。腰椎间盘突出症中以第 4/5 腰椎间隙及第 5 腰椎/第 1 骶椎间隙发病率最高。

一、病因病理

髓核富有弹性，处在两个椎体的软骨终板之间，外周由纤维环包绕，前方有前纵韧带保护，后方有后纵韧带保护。腰椎间盘始终承受不均匀的压力，不断地被挤压和牵拉，容易发生慢性劳损与变性。髓核的水分丢失，使其吸收震荡、均匀分散压应力的能力减弱，加之纤维环承受拉应力与剪切应力的能力降低，稍受外力就可能引起腰椎间纤维环撕（破）裂，致使髓核从纤维环的薄弱破裂处脱出，压迫附近的神经根，引起腰痛腿痛。

二、解剖基础

椎间盘由软骨终板、纤维环和髓核三部分组成。腰椎间盘共 5 个，是指第 1 腰椎至第 1 骶椎椎体间的椎间盘。由于腰部承受整个上半身的重力，使得腰椎间盘较颈椎间盘承受的拉应力和剪切应力更大，因而腰椎间盘更容易发生退变，腰椎间盘突出症的患者更加年轻。因为纤维环前后方分别有前纵韧带和后纵韧带保护，髓核纤维环的侧后方是相对薄弱部位，导致髓核突出最容易发生在侧后方，而导致根性疼痛。

三、辅助检查

1. X 线检查 虽然 X 线平片不能直接看到突出的椎间盘，但有一部分患者可以显示以下征象：①正侧位片可见脊柱侧凸；②腰椎侧位片对诊断价值较大，可见椎体边缘增生及椎间隙变窄，腰椎生理前凸变小或消失等；③X 线平片还可发现有无结核、肿瘤等骨病，有重要鉴别诊断意义。

2. CT 和 MRI 检查 CT 检查可显示骨性椎管形态，黄韧带是否增厚及椎间盘突出的大小和方向等；MRI 检查可以通过髓核信号的改变全面判定椎间盘是否退变及退变的程度，也可了解髓核突出的程度和位置，并鉴别是否存在椎管内其他占位性病变。

四、诊断依据

典型腰椎间盘突出症患者，根据病史、症状、体征及影像学检查可做出初步诊断。如仅有影像学改变而无临床表现，不应诊断为本病。其常见临床表现如下。

1. 腰痛和（或）坐骨神经痛 腰及一侧下肢放射痛是该病的主要症状。腰痛常发生于腿痛之前，也可二者同时发生；大多有外伤史，也可无明确诱因。典型的坐骨神经痛是从下腰部向臀部、大腿后侧、小腿外侧直到足部的放射痛。使脑脊液压力增高的动作，如咳嗽、打喷嚏和排便等，都可加重疼痛。

2. 下腹部或大腿前侧痛 高位腰椎间盘突出（第 1/2、2/3、3/4 腰椎间盘）可引起受累神经根支配区的下腹部、腹股沟区或大腿前内侧疼痛。

3. 麻木、感觉障碍 当椎间盘突出刺激了本体感觉和触觉纤维，引起肢体麻木而不出现下肢疼痛，麻木感觉区按受累神经区域皮节分布。被挤压的神经根支配区有感觉（包括痛觉、触觉及温度觉）障碍。主要侵及下位两条腰神经及第 1 骶神经根。

4. 运动障碍 受侵神经根所支配的肌肉功能常减低。第 4/5 腰椎椎间盘突出压迫第 5 腰神经根，使所支配的踇背伸肌力减弱；第 1 骶神经根受损时，足跖屈肌力减弱。

5. 间歇性跛行 行走一段路程后，腰及下肢出现疼痛、麻木、酸胀无力加重，取蹲位或坐位休息后疼痛缓解，再行走症状又复出现，跛行距离和跛行时间常能反映疾病的严重程度。

6. 马尾神经受压 见于中央型腰椎间盘突出症，向正后方突出的髓核或脱垂、游离的椎间盘组织可压迫马尾神经，出现大小便障碍、鞍区感觉异常，甚至性功能障碍。

7. 脊柱活动受限 几乎全部患者都有不同程度的腰部活动受限，其中以前屈受限最明显。

8. 脊柱外形改变 腰椎生理性前凸减少、消失，甚至后凸，部分患者脊柱侧弯，侧弯是使神经远离突出物，使压迫缓解、减轻疼痛的保护性措施。

9. 压痛点 棘突旁可有压痛并向下肢放射，压痛明显处在患侧相应棘突旁。

10. 反射改变 膝反射在第 3/4 腰椎椎间盘突出时可降低，在第 4/5 腰椎椎间盘突出时可无改变，但也可出现亢进或减退。第 5 腰椎/第 1 骶椎椎间盘突出时，跟腱反射减退或消失者可达 85%。

11. 其他　直腿抬高试验、加强试验、屈颈试验阳性等。

五、编码方法

在 ICD-10 第一卷中，有关腰椎间盘突出的分类如下。

M51　其他椎间盘疾患

M51.0†　腰和其他椎间盘疾患伴有脊髓病（G99.2*）

M51.1†　腰和其他椎间盘疾患伴有神经根病（G55.1*）

M51.2　其他特指的椎间盘移位

M51.3　其他特指的椎间盘变性

M51.4　施莫尔结节

M51.8　其他特指的椎间盘疾患

M51.9　未特指的椎间盘疾患

六、编码查找方法

腰椎间盘突出引起的神经根压迫或神经根炎症造成的分布区域疼痛在临床上最常见。编码查找方法是在 ICD-10 第三卷中查找主导词"移位"，下面"-椎间盘--腰骶（伴有）---神经炎、神经根炎、神经根病或坐骨神经痛"，获得编码 M51.1† G55.1*。

腰椎间盘突出引起的脊髓病变在临床上很少见。编码查找方法是在 ICD-10 第三卷中查找主导词"移位"，下面"-椎间盘--腰骶（伴有）---脊髓病"，获得编码 M51.0† G99.2*。

第四节　腰椎管狭窄症

各种原因引起的腰椎管、神经根管或椎间孔狭窄，导致马尾神经和腰骶神经根受压并引起一系列临床表现，称为腰椎管狭窄症。该病中老年人多见，男性多于女性。可将腰椎管狭窄分为先天性（或称发育性）和继发性两种。最常见者为脊椎退行性变引起的继发性腰椎管狭窄，狭窄程度大致与脊椎关节退行性变的程度成正比，以第4/5腰椎间隙水平最常见，其次是第 5 腰椎/第 1 骶椎间隙水平及第 3/4 腰椎间隙水平。根据狭窄局部的改变可分为中央部狭窄和周围部狭窄。腰椎管狭窄与腰椎间盘突出在临床上常相互伴随，故在治疗腰椎管狭窄症患者时亦不应忽略可能合并发生的腰椎间盘突出。

一、病因病理

腰部脊神经走行于椎管内，从相应节段的椎间孔穿出。正常成人脊髓末端的位置相当于第 1 腰椎椎体下缘或第 2 腰椎椎体上缘。所以腰骶神经都拉得很长，近似垂直下行，构成马尾。当椎管、神经根管或椎间孔因先天或后天各种因素异常，导致单一平面或多平面的一处或多处椎管管腔或椎间孔内径减小时，就会产生马尾和神经根的刺激和压迫，从而引起相应症状。

二、解剖基础

椎管的前壁由椎体后缘、椎间盘后缘和后纵韧带组成，椎体的后壁由黄韧带、椎板和关节突关节构成，侧壁由椎弓根和椎间孔构成。正常腰部椎管约为椭圆形。椎节在生长过程中发育不良可导致椎管本身或神经根管狭窄；由于腰椎的退行性变如黄韧带的肥厚与松弛或钙化、小关节和椎体后缘骨质的增生肥大等也可以导致腰椎管狭窄。

三、辅助检查

1. X 线检查　可以发现关节突间距变窄、椎间隙变窄、骨质增生、小关节突增生退变、黄韧带钙化等。

2. CT 检查　通过测量腰椎管的前后径小于 10 mm 则可明确诊断，也可能存在多发腰椎间盘膨出或突出、后纵韧带钙化和骨化、黄韧带增厚、椎体后缘骨赘形成、严重椎间关节肥大等改变；侧隐窝 3 mm 以下为侧隐窝狭窄。

3. MRI 检查　可清楚显示椎间盘突出、椎体骨质增生、小关节突肥大增生、黄韧带肥厚等对脊髓、马尾及神经根的压迫程度。

四、诊断依据

根据病史、体格检查、CT 检查及 MRI 检查，常可明确诊断椎管狭窄症。严重腰腿痛患者，尤其是老年患者，不少是椎间盘突出合并有不同程度与不同类型的腰椎管狭窄，少数系单独由腰椎管狭窄引起。

常见临床表现为：其症状发生发展均较缓慢，有腰痛和（或）下肢放射痛，偶尔于外伤或负重后急性加重。间歇性跛行在中央型椎管狭窄或狭窄较重者多见，其特点是行走一段距离后出现下肢痛、麻木、无力，需蹲下或坐下休息一段时间后症状缓解。安静时查体可无阳性体征，直腿抬高试验多为阴性。有受累神经支配区的感觉运动障碍，腱反射减弱或消失。

五、编码方法

在 ICD-10 第一卷中，腰椎管狭窄症归属于其他脊椎病，具体分类如下。

M48　其他脊椎病

M48.0　椎管狭窄

M48.1　强直性骨肥厚

M48.2　脊椎棘突吻合

M48.3　创伤性脊椎病

M48.4　脊椎疲劳性骨折

M48.5　椎体塌陷，不可归类在他处者

M48.8　其他特指的脊椎病

M48.9　未特指的脊椎病

六、编码查找方法

腰椎管狭窄症的编码查找方法是在 ICD-10 第三卷中查找主导词"狭窄"，下面"-椎管"，获得编码 M48.0。

第五节　第三腰椎横突综合征

第 3 腰椎是腰椎活动的中心，横突最长，其尖端易受外力影响出现损伤，如因急慢性损伤出现腰痛及（或）下肢疼痛、腰部活动障碍等症状，称为第三腰椎横突综合征。腰肌劳损患者中，表现为第三腰椎横突综合征者较多见。

一、病因病理

横突间韧带附着于相邻两横突之间，腰横突间韧带呈薄膜状，有腰神经后支的外侧支穿过，如韧带损伤或卡压时可产生腰痛。一侧腰部肌肉、韧带和筋膜收缩或痉挛时，其同侧或对侧均可在肌力牵拉的作用与反作用下遭受损伤。尤其是腰部在前屈或侧屈活动时，因外力牵拉，使附着在第 3 腰椎横突上的肌肉、筋膜超过其承受能力，而致损伤。

反复慢性损伤可以导致横突周围发生水肿、渗出、纤维变性、形成瘢痕粘连、筋膜增厚、肌肉挛缩等病理改变，致使穿过肌筋膜的血管神经束受到刺激和压迫，影响神经的血供和营养而出现腰痛，有时出现向臀部、大腿后侧及臀上皮神经分布区域放射的疼痛。

二、解剖基础

腰椎具有生理性前凸，第 3 腰椎位于其前凸顶点的中间位置，为 5 个腰椎的活动中心，是腰椎前屈、后伸及左右旋转活动的枢纽，第 3 腰椎横突较其他腰椎横突长，所以此处承受拉应力最大，腰椎横突上附着大小不等的肌肉、韧带及筋膜等软组织，两侧对称相互拮抗，协同作用，共同维持人体重心的相对稳定。第 3 腰椎横突上附着的肌肉、韧带及筋膜等所受到的拉力最大，故此处构成了最易受到损伤的解剖学基础。

三、辅助检查

X 线平片一般无异常发现，少数可见第 3 腰椎横突明显过长或不对称等影像学特点。

四、诊断依据

第三腰椎横突综合征主要根据症状和体征诊断：多有劳损或外伤史；疼痛多在腰

部或腰骶部，有时向臀部、同侧内收肌和大腿前侧放射，但很少过膝；不能弯腰和久坐、久立，严重者行走及翻身困难；第3腰椎横突尖处有局限性压痛，局部可摸到痉挛结节，臀中肌的后缘与臀大肌前缘交界处可触到压痛的索条状物，屈曲试验阳性，直腿抬高试验偶可出现阳性，但加强试验为阴性；X线平片一般无异常发现。

五、编码方法

在ICD-10第一卷中，第三腰椎横突综合征归属于背痛，具体分类如下。

M54　背痛

M54.0　影响到颈背区的脂膜炎

M54.1　神经根病

M54.2　颈痛

M54.3　坐骨神经痛

M54.4　腰痛伴有坐骨神经痛

M54.5　下背痛

M54.6　胸段背痛

M54.8　其他的背痛

M54.9　未特指的背痛

六、编码查找方法

在国际疾病分类中，对于"综合征"编码无法在索引中直接查到的，编码思路应首先明确病因，"第三腰椎横突综合征"为"腰肌劳损"最常见情况，病因清晰，应首先以病因"劳损"入手，其编码查找方法是在ICD-10第三卷中查找主导词"劳损"，下面"–下背"，获得编码M54.5。

第六节　梨状肌综合征

梨状肌综合征是引起急慢性坐骨神经痛的常见疾病。

一、病因病理

由于梨状肌的急性创伤、慢性炎症形成纤维束带或瘢痕条索，加上局部的解剖学变异，可以造成坐骨神经局部受激惹或受卡压而产生一系列临床表现。

二、解剖基础

梨状肌起于第2、3、4骶椎前面，分布于小骨盆的内侧面，经坐骨大孔入臀部，止于股骨大转子后。坐骨神经一般由梨状肌下孔出骨盆至臀部，当发生解剖变异时，坐骨神经可从梨状肌肌腹中或肌束间穿出。当梨状肌反复慢性损伤，发生充血、水肿、痉挛、粘连和挛缩时，该肌间隙或该肌下孔变狭窄，刺激和压迫其间穿出的神经、血管，引起相应的临床症状。

三、辅助检查

腰椎 X 线片、CT 检查及 MRI 检查一般多无明显异常。

四、诊断依据

梨状肌综合征主要根据症状和体征进行排除性诊断。临床表现类似于腰椎间盘突出症，但影像学检查不支持。多有外伤、体力劳动或受凉史。患者臀部及下肢后外侧疼痛伴有酸困及发胀感，以梨状肌相对应的部位最为明显，可放射至整个下肢，可伴小腿外侧麻木，多向下肢后外侧放射，有时还放射至足背及足外缘。咳嗽、打喷嚏时多无放射痛。体格检查：臀中部梨状肌处有压痛，大部分患者在局部可摸到索条状肿物，压痛明显，压迫之可产生向下肢的放射痛。梨状肌紧张试验阳性（Freiberg 手法），直腿抬高试验 60° 以下为阳性，60° 以上多为阴性。患肢股后肌群、小腿前后及足部肌力减弱，重者跗趾关节活动完全丧失，出现足下垂；小腿外侧和足部的感觉功能减退或消失。

五、编码方法

在 ICD-10 第一卷中，梨状肌综合征归属于下肢单神经病，具体分类如下。
G57　下肢单神经病
G57.0　坐骨神经损害
G57.1　感觉异样性股痛
G57.2　股神经损害
G57.3　外腘神经损害
G57.4　中腘神经损害
G57.5　跗管综合征
G57.6　跖神经损害
G57.8　下肢其他单神经病
G57.9　未特指的下肢单神经病

六、编码查找方法

梨状肌综合征的编码查找方法是在 ICD-10 第三卷中查找主导词"损害（或粘连）"，下面"-坐骨神经"，获得编码 G57.0。

第七节　股外侧皮神经卡压综合征

股外侧皮神经卡压综合征是指股外侧皮神经行经各处因致病因素卡压引起的神经功能障碍。

一、病因病理

当活动、体位不当、外伤、骨盆骨折、肿瘤、异物、手术切取髂骨时刺激神经，股外侧皮神经受到持续性牵拉、摩擦、挤压等，造成局部组织水肿、瘢痕形成、肌肉筋膜鞘管增厚，引起神经卡压，从而产生一系列临床症状。

二、解剖基础

股外侧皮神经来自第 2~4 腰神经前支后股，在腰大肌外斜向外下方，在髂前上棘内侧穿过腹股沟韧带下方至股部，分成前后两支，前支负责股前区外侧及膝关节外侧的皮肤感觉，后支负责大腿外侧（大转子至大腿中部）皮肤的感觉。股外侧皮神经行经处的卡压和炎症均可导致临床症状。

三、辅助检查

根据症状和体征一般不难诊断，影像学检查一般无明显变化。

四、诊断依据

股外侧皮神经卡压综合征主要根据症状和体征进行诊断。股前外侧麻木，有针刺或灼样疼痛，行走时症状加重，卧床休息症状可缓解。髂前上棘内下方有压痛，该处蒂内尔（Tinel）征阳性，股前外侧感觉减退或过敏。后伸髋关节、牵拉股外侧皮神经时症状加重。

五、编码方法

在 ICD-10 第一卷中，股外侧皮神经卡压综合征归属于下肢单神经病，具体分类如下。

G57　下肢单神经病

G57.0　坐骨神经损害

G57.1　感觉异样性股痛

G57.2　股神经损害

G57.3　外腘神经损害

G57.4　中腘神经损害

G57.5　跗管综合征

G57.6　跖神经损害

G57.8　下肢其他单神经病

G57.9　未特指的下肢单神经病

六、编码查找方法

股外侧皮神经卡压综合征的编码查找方法是在 ICD-10 第三卷中查找主导词"疾患"，下面"-神经--外侧---大腿皮肤"，获得编码 G57.1。

核对 ICD-10 第一卷，股外侧皮神经卡压综合征分类于 G57.1。

第八节　棘突滑囊炎

棘突滑囊炎是由于椎体棘突部受直接打击或反复摩擦使棘上韧带后滑囊发生炎症等变化引起的。

一、病因病理

长期弯腰工作、腰背屈伸活动过多、下背部软组织薄弱、腰椎后突畸形、局部反复多次按摩、针刺等因素下，滑囊结构受到异常磨损、挤压和牵拉，导致棘突滑囊增生、水肿、渗出。

二、解剖基础

棘突滑囊位于棘突的后方，棘突与棘上韧带之间为棘上韧带前滑液囊，棘上韧带后方的为棘上韧带后滑液囊。腰骶部负重载荷和活动范围大，先天变异和发育缺陷发生率高，长期弯腰活动容易出现退行性改变。

三、辅助检查

棘突滑囊炎影像学检查多无异常发现。

四、诊断依据

棘突滑囊炎根据症状和体征一般不难诊断。患者有局部损伤及反复慢性损伤病史。胸腰部局限性酸痛，弯腰时加重，不能仰卧。局部隆突畸形，无红肿及发热现象，可触及质地坚韧、可活动、稍有波动感的包块。局部穿刺可抽出少许胶冻样液体。

五、编码方法

在 ICD-10 第一卷中，棘突滑囊炎归属于与使用、过度使用和压迫有关的软组织疾患，具体分类如下。

M70　与使用、过度使用和压迫有关的软组织疾患

M70.0　手和腕慢性碎裂音滑膜炎

M70.1　手滑囊炎

M70.2　鹰嘴囊炎

M70.3　肘的其他滑囊炎

M70.4　髌前囊炎

M70.5　膝的其他滑囊炎

M70.6　转子滑囊炎

M70.7　髋的其他滑囊炎

M70.8 与使用、过度使用和压迫有关的其他软组织疾患

M70.9 与使用、过度使用和压迫有关的未特指的软组织疾患

六、编码查找方法

棘突滑囊炎的编码查找方法是在 ICD-10 第三卷中查找主导词"滑囊炎",下面"-由于使用、过度使用或压迫--特指的 NEC",获得编码 M70.8。

核对 ICD-10 第一卷,类目"M70 与使用、过度使用和压迫有关的软组织疾患",其亚目分类轴心为具体解剖部位,对于发生在棘突的滑囊炎不在所列出的特异性部位范围,归类于其他特指的解剖部位,分类于 M70.8。

第九节 臀上皮神经痛

臀上皮神经痛多是由于用力或姿势不当弯腰等动作时损伤臀上皮神经导致其充血、水肿或出血所致,慢性损伤导致神经轴突和髓鞘的变态反应也可引起臀上皮神经痛。

一、病因病理

受凉、姿势不当或突然腰部扭伤或局部直接暴力撞击,使局部软组织损伤造成周围的肌肉筋膜等结构充血、水肿、炎症,继而导致粘连肥厚(出现条索状结节),因此压迫或刺激神经而产生疼痛。

二、解剖基础

臀上皮神经由第 1~3 腰神经后外侧支发出,出椎间孔后斜向外下走行在横突背面,经骶棘肌和腰背筋膜穿出,跨过髂嵴中点达臀上部皮肤感觉。

三、辅助检查

臀上皮神经痛影像学检查多无异常发现。

四、诊断依据

臀上皮神经痛根据症状和体征一般不难诊断。臀部突然出现针刺或撕裂样弥漫性疼痛,或为酸痛,疼痛有时向大腿后外侧放射,一般不超过膝关节。腰部前屈、旋转及起立、下蹲时均可加重疼痛。在髂嵴中部臀上皮神经入臀点有明显的压痛。

五、编码方法

在 ICD-10 第一卷中,臀上皮神经痛归属于下肢单神经病,具体分类如下。

G57 下肢单神经病

G57.0 坐骨神经损害

G57.1 感觉异样性股痛

G57.2　股神经损害

G57.3　外腘神经损害

G57.4　中腘神经损害

G57.5　跗管综合征

G57.6　跖神经损害

G57.8　下肢其他单神经病

G57.9　未特指的下肢单神经病

六、编码查找方法

臀上皮神经痛在临床上分为两种情况：一种是由于机械卡压造成的，称为臀上皮神经卡压综合征；一种是由于炎症引起的，称为臀上皮神经炎。

1. 臀上皮神经卡压综合征　属于脊神经后支卡压综合征的一种，其编码查找方法是在 ICD-10 第三卷中查找主导词"疾患"，下面"–神经––下肢–––特指的 NEC"，获得编码 G57.8。

2. 臀上皮神经炎　编码查找方法有两种：一种是在 ICD-10 第三卷中查找主导词"疾患"，下面"–神经––下肢–––特指的 NEC"，获得编码 G57.8；另一种是在 ICD-10 第三卷中查找主导词"单神经炎"，下面"–下肢––特指的神经 NEC"，获得编码同样是 G57.8。

核对 ICD-10 第一卷，类目"G57　下肢单神经病"，其亚目分类轴心为解剖部位，臀上皮神经为脊神经发出的后支，不在所列出的特异性部位范围，归类于其他特指的部位，臀上皮神经卡压综合征、臀上皮神经炎均分类于 G57.8。

第十节　脊神经后支卡压综合征

脊神经后支卡压综合征是指脊神经后支及其分支的内、外侧支受卡压而引起不过膝关节的腰腿痛。疼痛的部位取决于受累后支的解剖分布，疼痛的部位并不代表该部位神经损伤，应依据受累神经分布及解剖行径去寻找卡压部位。

一、病因病理

脊神经后支及其分出的内、外侧支走行于骨纤维孔、骨纤维管或穿胸腰筋膜裂隙等细小、周围结构坚韧缺乏弹性的孔道时，因腰部活动度大，易被拉伤；或因骨质增生、韧带骨化，使孔道变形变窄而压迫血管神经，从而引起的不过膝关节的腰腿痛，有部分患者的症状可达小腿。

二、解剖基础

脊神经后支于椎间孔外口处脊神经节的外侧发出，向后行经骨纤维孔，在下位上关节突与横突根部上缘交界处，至横突间肌内缘分为内侧支和外侧支。后内侧支位于下位腰椎上关节突根部的后侧，横突的后面斜向后下，经骨纤维管至椎弓板后面转向下行，跨越1~3个椎体，重叠分布于关节连线内侧的关节囊、韧带及背伸肌。后外侧支沿着横突背面向外下斜行，经骶棘肌，穿胸腰筋膜至皮下，支配椎间关节连线以外的组织结构。第1~3腰神经的外侧支较长，形成臀上皮神经。骨纤维孔、骨纤维管及走行过程中受压、炎症均可引起症状。

三、辅助检查

脊神经后支卡压综合征影像学检查多无异常发现。

四、诊断依据

脊神经后支卡压综合征根据症状和体征一般不难诊断，选择性神经阻滞阳性即可明确诊断。持续下腰痛，痛区可位于下腰正中、腰骶部、髂嵴附近、臀部，也可伴大腿后外侧痛，但一般不超过膝关节。腰椎向某一方向或几个方向运动时，症状可加重，严重者甚至不能行走和站立。主诉痛区可有压痛，主诉痛区上方受累后支发出平面的棘突、小关节、横突有压痛和肌痉挛。

五、编码方法

在ICD-10第一卷中，脊神经后支卡压综合征归属于下肢单神经病，具体分类如下。

G57 下肢单神经病
G57.0 坐骨神经损害
G57.1 感觉异样性股痛
G57.2 股神经损害
G57.3 外腘神经损害
G57.4 中腘神经损害
G57.5 跗管综合征
G57.6 跖神经损害
G57.8 下肢其他单神经病
G57.9 未特指的下肢单神经病

六、编码查找方法

脊神经后支卡压综合征的编码查找方法是在ICD-10第三卷中查找主导词"疾患"，下面"-神经--下肢---特指的NEC"，获得编码G57.8。

核对ICD-10第一卷，类目"G57 下肢单神经病"，其亚目分类轴心为解剖部位，脊神经后支不在所列出的特异性部位范围，归类于其他特指的部位，分类于G57.8。

（王珺楠 林炜炜 边 鹏）

第二章　神经病理性疼痛疾病

第一节　三叉神经痛

三叉神经痛在病因上通常可分为原发性三叉神经痛和继发性三叉神经痛两种。原发性三叉神经痛病因尚不明确，在临床上更为常见，通常所说的三叉神经痛即指原发性三叉神经痛。继发性三叉神经痛又称为症状性三叉神经痛，是指由三叉神经本身或临近组织的病变而引起的三叉神经支配区域的疼痛，其病因多种多样，有血管性病变、肿瘤性病变、颅骨畸形及多发性硬化等。

原发性三叉神经痛是一种临床上常见的、顽固的、异常痛苦的疼痛疾病。有些患者反复发作数十年。本病的主要特点是在三叉神经分布区内出现阵发性剧痛，患者往往难以忍受，其生活和工作受到严重影响。

一、病因病理

原发性三叉神经痛病因及发病机制尚不明确，关于其发病机制存在以下几种假说。

1. 血管压迫学说　三叉神经的中枢轴突受血管压迫，特别是神经根入脑桥处受压迫被推断为大多数三叉神经痛患者可能的病因。

2. 结构损伤学说　结构损伤导致神经功能、生化、形态水平变化，可直接通过神经信号起作用或通过炎症介质或生长因子间接起作用。

3. 三叉神经节病变学说　由 Rappaport 和 Devor 提出的三叉神经节病变假说，包括癫痫活动、回路环、神经元间联系及中枢联系的改变等，几乎能用以阐述三叉神经痛所有的临床特性。

4. 受体异常学说　研究证实，巴氯芬抗痛觉过敏效应是通过 γ-氨基丁酸（gamma-aminobutyric acid，GABA）B 受体起作用的。激动 α_2 肾上腺受体在三叉神经系统会对伤害性传递有抑制作用。另外，5-羟色胺（5-hydroxytryptamine，5-HT）1A 受体的激动剂可能在三叉神经痛的发病机制中起作用。

5. 炎性介质改变学说　有报道，白细胞介素-6（interleukin-6，IL-6）和神经生长因子（nerve growth factor，NGF）与三叉神经损伤后的机械性痛觉过敏有关，因此，IL-6 和 NGF 的释放可能部分参与从损伤的三叉神经处异位释放。

二、解剖基础

头面部的疼痛传导通路由以下几个环节构成：①第一级神经元，位于半月神经节，周围突随三叉神经分支分布于头面部皮肤及眼、口、鼻腔黏膜，中枢突上传入脑桥的第二级神经元；②第二级神经元，位于三叉神经脊束核（司痛觉、温觉），经丘系交叉到对侧脑桥被盖腹侧，传入第三级神经元，形成三叉丘系；③第三级神经元，位于丘脑腹后内侧核，经内囊后肢沿丘脑中央辐射到达中央后回下部的感觉中枢。

三叉神经自半月神经节发出，三大分支分别为眼神经、上颌神经和下颌神经。半月神经节位于颅中窝的内侧面，在卵圆孔的内后上方，其周围包裹有 Meckel 腔的硬膜囊，内侧毗邻海绵窦和颈内静脉。卵圆孔孔口直径 5~10 mm，孔道长度 5~8 mm。从透视影像角度看，进行半月神经节射频毁损行前路穿刺时，卵圆孔最内侧是半月神经的第一分支眼神经，中央部分是第二分支上颌神经，外侧部分是第三分支下颌神经。

三、辅助检查

颅脑 CT、MRI 扫描可以帮助排除颅内占位病变引起的继发性三叉神经痛，当怀疑为继发性三叉神经痛时，应有针对性地进行病因检查。从发现血管病变及炎症病变而言，颅脑 MRI 检查更有优势。

四、诊断依据

三叉神经痛的主要诊断要点有 7 条：①发痛部位为三叉神经某一分支或某几分支的分布区。②多为突然发作的阵发性剧烈疼痛，不发作时绝大部分患者完全无痛，突发骤止为特征，仅极少数重症患者仍有轻度疼痛。③大多数患者有明确的"扳机点"，即触发点，刺激这些部位可引起疼痛发作，但发作刚过去有短暂不应期，即短期内再刺激"扳机点"可暂不引起发作。④95%以上的患者为单侧发病。⑤疼痛发作时不合并有恶心、呕吐等伴随症状。⑥口服卡马西平可以控制疼痛，而一般抗炎镇痛药物对治疗此病完全无效。⑦病程冗长，迁延不愈。

五、编码方法

在 ICD-10 第一卷中，三叉神经痛的具体分类如下。

G50　三叉神经疾患

G50.0　三叉神经痛

G50.1　非典型性面部痛

G50.8　三叉神经的其他疾患

G50.9　未特指的三叉神经疾患

六、编码查找方法

三叉神经痛的编码查找方法是在 ICD-10 第三卷中查找主导词"神经痛"，下面"－三叉"，获得编码 G50.0。

第二节 舌咽神经痛

舌咽神经痛为一种局限于舌咽神经分布区的发作性剧烈疼痛。其可分为原发性舌咽神经痛和继发性舌咽神经痛两类。可与三叉神经痛相伴发。

一、病因病理

原发性舌咽神经痛病因及发病机制尚未完全明确，可能为神经脱髓鞘变引起舌咽神经的传入冲动与迷走神经之间发生"短路"的结果。近年来随着显微血管外科的发展，发现有些患者舌咽神经受椎动脉或小脑后下动脉的压迫。

继发性舌咽神经痛多见于茎突过长或茎突综合征。只有耳深部剧痛，但咽部不痛者称为耳痛性舌咽神经痛，极少见。也可见于颈静脉孔区、颅底、鼻咽部、扁桃体等的肿瘤，局部蛛网膜炎或动脉瘤。

二、解剖基础

舌咽神经（第Ⅸ对颅神经）系混合性神经，内含运动、感觉和副交感神经纤维。与迷走神经、副神经一起经颈静脉孔穿出颅腔。舌咽神经主干自颅底向下通过颈动脉和静脉之间、茎突及其附着肌内侧，并绕茎突咽肌下缘弯向前行而达舌咽部。

三、辅助检查

与三叉神经痛相似，为排除颅内病变引起的继发性舌咽神经痛，可行颅脑 CT、MRI 检查，作为鉴别诊断依据。

四、诊断依据

舌咽神经痛的诊断依据有：①扁桃体、舌根、咽、耳道深部等处的短暂发作性剧烈疼痛。②中年男性多见，常因吞咽、谈话、咳嗽而诱发。③检查时无异常所见，偶于同侧下颌角后有压痛，或舌后对苦味感觉过敏。有的患者在咽后壁、舌根、扁桃体窝处可有疼痛触发点。④以 4%丁卡因喷涂于舌根可使疼痛减轻或消失为其主要特征。

五、编码方法

在 ICD-10 第一卷中，舌咽神经痛归属于其他颅神经疾患，具体分类如下。

G52 其他颅神经疾患

G52.0 嗅神经疾患

G52.1 舌咽神经疾患

G52.2 迷走神经疾患

G52.3 舌下神经疾患

G52.7 多发颅神经疾患

G52.8　其他特指的颅神经疾患

G52.9　未特指的颅神经疾患

六、编码查找方法

舌咽神经痛的编码查找方法是在 ICD-10 第三卷中查找主导词"神经痛",下面"-舌咽",获得编码 G52.1。

第三节　枕神经痛

枕神经痛为临床常见病症,可发生于各年龄段,可急性发病,亦可呈慢性经过,常被误诊为偏头痛、神经性头痛等。

一、病因病理

枕神经痛的病因有受凉、劳累、潮湿、不良睡眠姿势等诱因,最常见于上呼吸道感染之后。合并以下病症者更易于罹患枕神经痛:①颈椎疾病,如颈椎骨质增生、颈椎结核、类风湿性脊椎炎或转移癌;②椎管内病变,如上颈段脊髓肿瘤、枕大孔区肿瘤、粘连性脊髓蛛网膜炎、脊髓空洞症等;③寰枕部先天畸形,如颅底凹陷症、枕大孔狭窄、寰枕融合、寰枢关节半脱位、上颈椎椎体融合、小脑扁桃体下疝等;④损伤,如枕下关节韧带损伤、寰椎前后弓骨折、寰枢椎半脱位、颈肌损伤等。

枕神经痛的发病机制主要为炎症刺激及神经卡压。因横突或关节突增生、颈部深层肌肉劳损、筋膜无菌性炎症渗出、肌纤维及腱纤维或韧带的肿胀出血等原因使第2、3颈神经后支或枕神经穿出帽状腱膜出口处受卡压,导致神经电活动异常,从而产生疼痛。

二、解剖基础

枕神经源于第1、2、3颈神经的分支,包括枕大神经、枕小神经和耳大神经。枕大神经为第2颈神经后支的内侧支,分布于枕部皮肤;枕小神经是颈丛的分支,属于第2、3颈神经的后支,感觉成分主干分布乳突区和枕外侧区的皮肤;耳大神经起于第2、3颈神经,为颈丛皮支中最大的分支,分布于腮腺、嚼肌下部、耳垂、耳郭后和乳突部的皮肤。

三、辅助检查

临床表现典型的患者可无须特殊检查,直接行诊断性阻滞治疗。必要时检查颈椎X线平片、寰枢椎张口正位或断层片、颈椎 CT 或 MRI、颅脑 CT 或 MRI 等发现易于引起枕神经痛的器质性病变。

四、诊断依据

枕神经痛的诊断依据有:①病前常有受凉、感染或"落枕"史。②急性或亚急性发病，表现为一侧或双侧枕颈部刺痛、钻痛或跳痛。③枕大神经支配的区域感觉过敏或减退，枕大神经出口处压痛明显，并可向同侧头顶部，甚至同侧眶部放射。

五、编码方法

在 ICD-10 第一卷中，枕神经痛归属于其他单神经病，具体分类如下。

G58　其他单神经病

G58.0　肋间神经病

G58.7　多发性单神经炎

G58.8　其他特指的单神经病

G58.9　未特指的单神经病

六、编码检查方法

枕神经痛的编码查找方法是在 ICD-10 第三卷中查找主导词"神经痛"，下面"- 特指的神经 NEC"，获得编码 G58.8。

第四节　带状疱疹神经痛

带状疱疹神经痛是由水痘-带状疱疹病毒（varicella-zoster virus，VZV）引起的一种神经组织感染性疾病，以群集小水疱沿神经走向单侧分布，伴明显神经病理性疼痛。带状疱疹神经痛的发病率因种族和人群或区域不同而略有差异，虽然可由于年龄不同而发病率有所差异，但儿童罕见，国内外学者多数报道的病例均为中年以上的人群，尤其老年人和免疫力降低者。但是，近年来也陆续在青年（20~25 岁）人群中发现病例。带状疱疹神经痛的好发部位及比例分别为：头面部 15%，颈项部 12%，胸背部 55%，腰腹部 14%，骶尾部 3%，全身性 1%。

一、病因病理

水痘-带状疱疹病毒是一种具有亲神经和亲皮肤特性的病毒，其通过皮肤的感觉神经末梢或鼻黏膜侵入人体，通过逆行轴突运转方式入侵神经系统，然后进入脊神经后根的神经节或颅神经的神经节细胞内长期潜伏存在，呈休眠状态，平时不发生任何症状。

当机体内环境发生变化，特别是正常免疫防卫机制受损伤或受抑制时，如手术、外伤、恶性肿瘤、放疗和其他免疫抑制剂治疗、疲劳、感染和结核、梅毒、疟疾和获得性免疫缺陷综合征等情况下，潜伏的水痘-带状疱疹病毒可再次活动，在受侵害的神经节内大量生长繁殖，使之发生急性炎症、出血、坏死而发病，产生神经痛，同时病毒沿着神经纤维传播到皮肤，产生群集的水疱。带状疱疹神经痛的神经损害系在一个或数个邻接的背根神经或颅神经节中由严重的炎症性浸润开始，扩展至相应的感觉性脊神经或颅神经，炎症导致受犯神经节内神经细胞的破坏。

在带状疱疹的前驱期及无疹型带状疱疹中，神经痛显著者易被误诊为肋间神经痛、胸膜炎及急性阑尾炎等急腹症。单纯疱疹通常有在同一部位多次复发的病史，而无明显免疫缺陷的带状疱疹患者不出现这种现象。

绝大多数患者疱疹愈后可获终身免疫。

二、解剖基础

长期潜伏于脊髓神经背根神经节神经元内的水痘-带状疱疹病毒再次生长繁殖，并沿神经纤维移至皮肤，使受侵犯的神经和皮肤产生强烈的炎症性皮疹和疼痛。皮疹一般有单侧性和按神经节段分布的特点，由集簇性的疱疹组成。

三、辅助检查

患者粒细胞总数及中性粒细胞分类比例正常。

水痘内含透明浆液，陈旧者有红细胞及中性粒细胞。在水痘内及其边缘处可查见膨大的气球状细胞，由于棘细胞发生变性而成。水疱周围水肿明显，真皮乳头肿胀，毛细血管扩张。在血管、毛囊及神经周围有多形核白细胞、淋巴细胞或浆细胞浸润。在水疱内上皮细胞或变性的细胞核中可发现嗜伊红性核内包涵体（Lipchuetz 小体），尤以气球状细胞核内多见。

从水疱液中分离病毒或检测 VZV、单纯疱疹病毒（herpes simplex virus，HSV）抗原或 DNA 是鉴别诊断唯一可靠的方法。始终不出现皮疹的无疹型带状疱疹患者，急性期和恢复期（1 个月之后）分别检测 VZV 抗体，恢复期滴度呈 4 倍以上增高可作为回顾性诊断依据。

四、诊断依据

带状疱疹神经痛的诊断依据有：①带状疱疹表现为群集小水疱，沿神经走向，单侧分布等典型的疱疹样皮损。②有明显的神经痛特点。③在前驱期和疱疹前期诊断有时困难，疱底刮取物涂片找到多核巨细胞和核内包涵体，疱液或脑脊液分离到病毒有助于确诊。如果是微皮损和无疱型带状疱疹，则诊断较为困难。

五、编码方法

在 ICD-10 第一卷中，带状疱疹的具体分类如下。

B02　带状疱疹

B02.0† 带状疱疹脑炎（G05.1*）

B02.1† 带状疱疹脑膜炎（G02.0*）

B02.2† 带状疱疹累及其他神经系统

B02.3　带状疱疹眼病

B02.7　播散性带状疱疹

B02.8　带状疱疹伴有其他并发症

B02.9　带状疱疹不伴有并发症

六、编码查找方法

带状疱疹神经痛的编码查找方法是在 ICD-10 第三卷中查找主导词"疱疹（性）"，下面"-带状--神经炎、神经痛"，获得编码 B02.2† G53.0*。

第五节　带状疱疹后神经痛

带状疱疹后神经痛是急性带状疱疹的后遗症。带状疱疹后神经痛的定义有多种，Burgoon 等将其定义为皮疹痊愈后的持续性疼痛，如疼痛在皮损愈合后 4 周、6 周、2 个月、3 个月或 6 个月后持续存在；Dworkin 和 Portenoy 将其定义为急性期以后持续疼痛超过 3 个月（出疹开始 4 个月），该定义与国际疼痛学会关于慢性疼痛综合征疼痛分类对急、慢性疼痛之间的时间间隔划分趋于一致，也与定义为慢性疼痛综合征的观点相吻合。带状疱疹后神经痛的疼痛虽然与带状疱疹神经痛相关，但究竟单纯是带状疱疹神经痛时间上的延续还是性质不同的另一类疼痛仍有不同看法，多数学者倾向认为它们是两类不同性质的疼痛。

尽管大多数患者带状疱疹疼痛可自行缓解，但还有相当多的中老年患者演变为慢性难治性疼痛。因此，带状疱疹后神经痛是困扰中老年人群的顽痛症之一。总的来说，带状疱疹后神经痛的发病率与年龄成正比，Morages 曾经统计过一组病例，50~59 岁为 49%，60~69 岁为 65%，70~79 岁为 74%。其持续时间短则 1~2 年，长者甚至超过 10 年，如无有效的控制疼痛的方法，一般病史均长达 3~5 年。患者长期遭受疼痛的折磨而苦不堪言，不仅情绪低落，生活质量低下，而且工作和社交能力降低，甚至丧失。

一、病因病理

当病毒激发免疫反应引起感觉神经通路的永久性损害，即发生疱疹后神经痛。带状疱疹后神经痛的产生机制并未完全明确，永久性改变的位点可能是周围神经、背根神经节（dorsal root ganglia，DRG）、脊髓背角，甚至是感觉皮质。因此，疼痛刺激可以完全不需要周围神经的参与。关于带状疱疹后神经痛的基础研究一直非常活跃。非刺激依赖性疼痛可能与周围或中枢疼痛神经元的过度兴奋和自发性放电有关，尽管通常局限于受损的周围疼痛神经元，但最近的研究进一步验证发现，在许多类型的神经病理性疼痛中，同时存在伤害感受性神经元、中枢或周围神经末梢的敏化和功能结构的丧失，即阳性信号和阴性信号并存的现象。伤害性感受器末梢的选择性损伤与敏感化，主要破坏 A_β 纤维末梢，而对 C 纤维末梢影响较小。有髓纤维脱髓鞘引起的"混线（cross-talk）"异常传导、感觉传入神经元（DRG）的可塑性和敏感化及神经突触传递的长时程增强最终引起感觉中枢神经系统的敏感化。

有关带状疱疹后神经痛的病理改变目前亦尚未完全明了，有资料表明带状疱疹后神经痛患者的神经系统受到 VZV 广泛而严重的损害，不仅有背根神经节的脱水、Wallerian 退变、明显的囊性变和神经节细胞数量显著降低，以及周围神经尤其是有髓鞘的粗神经纤维轴突减少和胶原化，背根神经节内也可以发现慢性炎性细胞浸润现象。带状疱疹后神经痛的疼痛还涉及中枢性机制。根据临床病例观察提示，涉及产生疼痛的部位可能以椎间孔和椎旁间隙区域为主。

二、解剖基础

疼痛范围与受累神经分布区域皮损有关，可局限于 1~3 个皮区。由于后支分布区域可扩散至较大范围，故以脊神经前皮支分布区为准。

三、辅助检查

肌电图检查和神经传导试验可诊断多种周围神经损伤，对只累及无髓和薄髓细轴突的神经病变并不敏感。肌电图检查或神经传导试验正常并不能排除神经损伤。合并其他神经损伤疾病如椎管内病变时，行椎管 CT、MRI 及肌电图检查和神经传导试验有鉴别诊断意义。

四、诊断依据

带状疱疹后神经痛一般诊断并不困难，主要依据有：①有带状疱疹病史。②遗留有色素沉着。③有典型的神经病理性疼痛的特征表现，如痛觉过敏和触诱发痛等。

五、编码方法

在 ICD-10 第一卷中，带状疱疹的具体分类如下。

B02　带状疱疹

B02.0†　带状疱疹脑炎（G05.1*）

B02.1†　带状疱疹脑膜炎（G02.0*）

B02.2†　带状疱疹累及其他神经系统

B02.3　带状疱疹眼病

B02.7　播散性带状疱疹

B02.8　带状疱疹伴有其他并发症

B02.9　带状疱疹不伴有并发症

六、编码查找方法

带状疱疹后神经痛的编码查找方法是在 ICD-10 第三卷中直接以"带状疱疹后神经痛"为主导词进行查找，获得编码 B02.2† G53.0*。

第六节　糖尿病周围神经病变

糖尿病周围神经病变是指在排除其他原因的情况下，糖尿病患者出现与周围神经功能障碍相关的症状和（或）体征。糖尿病周围神经病变的症状，临床呈对称性疼痛和感觉异常,下肢症状较上肢多见。感觉异常有麻木、蚁走、虫爬、发热、触电样感觉,往往从远端脚趾上行可达膝上,患者有穿袜子与戴手套样感觉。感觉障碍严重的病例可出现下肢关节病及溃疡。

糖尿病周围神经病变引起的疼痛亦较为常见,发生率在 10%~20%。周围神经病变引发的疼痛具有神经病理性疼痛的特点,常表现为自发性疼痛和诱发性疼痛,性质除电击样疼痛外,还有针刺样、烧灼样、撕裂样疼痛等,严重影响患者的生活质量。当运动神经累及时,肌力常有不同程度的减退,晚期有营养不良性肌萎缩。周围神经病变的发生可双侧、可单侧、可对称、可不对称,但以双侧对称性者多见。

一、病因病理

确切发病机制尚不完全清楚,高血糖是导致周围神经病变的主要原因,是多因素共同作用的结果,包括代谢紊乱、血管损伤、神经营养因子缺乏、细胞因子异常、氧化应激和免疫因素等。还有葡萄糖自动氧化使反应性氧化产物形成,导致细胞氧化应激和线粒体功能障碍。

二、解剖基础

病变首先累及周围神经末梢,导致四肢远端感觉、运动及自主神经功能障碍,并逐渐向近端发展。

三、辅助检查

肌电图检查和神经传导试验可提示周围神经损伤与传导功能障碍。多普勒或荧光血管造影可见神经内血流量和氧张力降低,MRI 检查可显示神经水肿。

四、诊断依据

糖尿病周围神经病变引起疼痛的诊断依据有:①明确的糖尿病病史或至少有糖代谢异常的证据。②在诊断糖尿病时或之后出现神经病变。③临床症状和体征与糖尿病周围神经病变的表现相符。④以下 5 项检查中如果有 2 项或 2 项以上异常,则可诊断为由糖尿病周围神经病变引起的疼痛:a. 温度觉异常;b. 尼龙丝检查足部感觉减退或消失;c. 振动觉异常;d. 踝反射消失;e. 神经传导速度有 2 项或 2 项以上减慢。⑤排除其他病变如颈腰椎病变(神经根压迫、椎管狭窄、颈腰椎退行性变)、脑梗死、吉兰-巴雷综合征、严重动静脉血管病变(静脉栓塞、淋巴管炎)等,尚须鉴别药物尤其是化疗药物引起的神经毒性作用及肾功能不全引起的代谢毒物对神经的损伤。

五、编码方法

在 ICD-10 第一卷中,糖尿病根据临床分型分为以下五型。

E10　胰岛素依赖型糖尿病

E11　非胰岛素依赖型糖尿病

E12　营养不良相关性糖尿病

E13　其他特指的糖尿病

E14　未特指的糖尿病

E10~E14 用以下共用的亚目来表示不同的并发症。

.0　伴有昏迷

.1　伴有酮症酸中毒

.2　伴有肾的并发症

.3　伴有眼的并发症

.4　伴有神经的并发症

.5　伴有周围循环的并发症

.6　伴有其他特指的并发症

.7　伴有多个并发症

.8　伴有未特指的并发症

.9　不伴有并发症

由上可见，类目的分类轴心为糖尿病的类型，共用亚目的分类轴心为糖尿病的并发症，因此，对于糖尿病周围神经病变的分类应首先确定糖尿病的临床分型，分类于 E10~E14 不同的类目中，后用统一亚目 ".4†" 来表示伴有周围神经病变的情况。

六、编码查找方法

糖尿病周围神经病变的编码查找方法是在 ICD-10 第三卷中以"糖尿病"为主导词进行查找，如Ⅱ型糖尿病周围神经病变，下面"-Ⅱ型"，获得编码 E11.-，然后核对第一卷查找共用亚目，获得编码为 E11.4† G63.2*。

（谢珺田　林炜炜　边　鹏）

第三章 风湿免疫性及退变性疼痛疾病

第一节 类风湿关节炎

类风湿关节炎是一种由自身免疫障碍导致免疫系统攻击关节的长期慢性炎症性全身疾病，以对称性多关节炎为主要临床表现。类风湿关节炎流行病学特点是以 35～50 岁为高发年龄，它与人类白细胞抗原（human leukocyte antigen，HLA）DR4（HLA-DR4）有关联，发病率为 0.3%，女性发病的概率是男性的 3～5 倍，吸烟者发病的概率可以是非吸烟者的 4 倍。

一、病因病理

1. 病因 类风湿关节炎是一种自身免疫性疾病，确切的病因目前尚不清楚，可能和遗传及外界环境因素有关。

（1）遗传因素：同卵双生的共同患病率为 15%～30%，异卵双生仅为 5% 左右。患者一级亲属患病率比正常人群高 16 倍，类风湿关节炎与 HLA-DR4 表型密切相关。

（2）感染因素：微生物感染可能是引起发病或触发免疫反应的因素，莱姆病螺旋体可引起类似类风湿关节炎的表现。EB 病毒可刺激 B 淋巴细胞产生免疫球蛋白包括类风湿因子，80% 的类风湿关节炎患者血清中可检出高滴度的抗 EB 病毒抗体，EB 病毒包膜的一种糖蛋白 gp110 含有与类风湿关节炎相关 HLA-DRB1 第 70～74 位相同的氨基酸序列。类风湿关节炎患者关节炎滑膜 T 淋巴细胞可产生针对 65 ku 热休克蛋白的免疫反应。这种蛋白属于应激蛋白家族，可被多种细菌表达，可出现在滑膜、血管翳或软骨结合处。

2. 病理

（1）滑膜炎：是类风湿关节炎的基本病理改变。早期出现滑膜微血管的变化，如管腔闭塞、内皮细胞水肿和内皮细胞间出现裂隙。以后滑膜细胞从正常的 1～3 层大量增殖，滑膜变厚至 10 多层。滑膜下层大量 T 淋巴细胞浸润，有的在血管周围聚集成滤泡样结构，其中多数为 CD4 T 淋巴细胞；有的在滤泡周围弥漫浸润，其中主要为 CD8 T 淋巴细胞。巨噬细胞多在滤泡内，而浆细胞多在滤泡周围。后期滑膜明显肥厚，可见多核巨细胞和肥大细胞，血管数目明显增加，成纤维细胞增殖。肉芽组织向软骨延伸形成血管翳，多发生在滑膜和软骨及骨交接处，可以侵蚀和破坏软骨及骨组织。

（2）血管炎：风湿血管炎可侵犯中小动脉，主要涉及肢体、周围神经及内脏，表现为血管内皮增生，管壁增厚，管腔狭窄，最后闭塞。类风湿结节多出现于关节伸侧的皮下，中心为纤维素样坏死区，周围为增生的成纤维细胞，外层有栅栏样放射状排列的巨噬细胞。

二、辅助检查

1. 血液学改变 轻度贫血很常见，血小板增多常见于活动期患者。血沉在疾病活动时增快，C反应蛋白增高，一般认为是反映炎症活动性的指标。类风湿因子多阳性，类风湿因子阴性并不能完全排除类风湿关节炎的可能性。抗环瓜氨酸肽抗体能诊断出约80%的类风湿关节炎患者，特异性达98%。

2. X线检查 根据X线表现可以分为四期：Ⅰ期有关节两端骨质疏松，可见周围关节软组织肿胀；Ⅱ期由于软骨板破坏出现关节间隙变窄；Ⅲ期出现骨质破坏，可见囊性变和骨侵蚀；Ⅳ期出现关节半脱位、纤维性或骨性强直。

3. MRI检查 是检查早期骨吸收和骨侵蚀最灵敏的手段。

三、诊断依据

1987年美国风湿病学会的类风湿关节炎分类标准：①晨僵超过1h。②3个或3个以上部位的关节发炎。③掌指、手腕和近端指间等关节出现关节炎。④对称性的关节炎。⑤类风湿结节。⑥类风湿因子阳性。⑦影像学（X线）检测发现关节有侵蚀。

只要满足以上任何4项情况并排除其他关节炎，便可判断为类风湿关节炎。①～④必须持续至少6周。

四、编码方法

在ICD-10第一卷中，类风湿关节炎以血清反应阳性或阴性分为以下两大类目。

M05 血清反应阳性的类风湿关节炎

M05.0 费尔蒂综合征

M05.1† 类风湿性肺病（J99.0*）

M05.2 类风湿性血管炎

M05.3† 类风湿关节炎，累及其他器官和系统

M05.8 其他血清反应阳性的类风湿关节炎

M05.9 未特指的血清反应阳性的类风湿关节炎

M06 其他类风湿关节炎

M06.0 血清反应阴性的类风湿关节炎

M06.1 成年型斯蒂尔病

M06.2 类风湿性滑囊炎

M06.3 类风湿性结节

M06.4 炎性多关节病

M06.8 其他特指的类风湿关节炎

M06.9 未特指的类风湿关节炎

此分类实际上已跟不上临床的发展，与临床实际有些脱节，血清反应阳性或阴性已不再是临床鉴别的指标，因此若临床无明确说明，建议将类风湿关节炎归类于 M06.9 中。

五、编码查找方法

类风湿关节炎的编码查找方法是在 ICD-10 第三卷中查找主导词"关节炎"，下面"-类风湿--未特指的 NEC"，获得编码 M06.9。

若类风湿关节炎累及器官或系统，如类风湿性肺间质纤维化、类风湿性心肌炎等，按血清反应阳性给予的星剑号同理进行。

鉴别编码：幼年型类风湿关节炎　　M08.0
　　　　　脊柱类风湿关节炎　　　M45

第二节　强直性脊柱炎

强直性脊柱炎是以骶髂关节和脊柱附着点炎症为主要特征的疾病，主要侵害骶髂关节和脊柱，并可不同程度地累及四肢关节引起慢性进行性炎性改变。15～30 岁的男性好发，儿童及 40 岁以上者少见，男女之比为（2～3）：1。本病与 HLA-B27 呈强关联，与莱特尔（Reiter）综合征、银屑病关节炎、肠病性关节炎等统属血清阴性脊柱关节病。

一、病因病理

1. 病因　强直性脊柱炎的病因目前尚未完全阐明，大多认为与遗传、感染和免疫环境等因素有关。

（1）遗传因素：在强直性脊柱炎的发病中具有重要作用。强直性脊柱炎患者 HLA-B27 阳性率高达 90%～96%，HLA-B27 阳性者强直性脊柱炎发病率为 10%～20%，普通人群 HLA-B27 阳性率仅 4%～9%，发病率为 0.1%～0.2%。

（2）感染因素：近年来研究提示强直性脊柱炎发病率可能与感染相关。Ebrimger 等发现强直性脊柱炎患者大便中肺炎克雷伯菌检出率为 79%，而对照组<30%；在强直性脊柱炎活动期中肠道肺炎克雷伯菌的携带率及血清中针对该菌的免疫球蛋白 A（immunoglobulin A，IgA）型抗体滴度均较对照组高，且与病情活动呈正相关。

（3）自身免疫因素：60%强直性脊柱炎患者血清补体增高，大部分病例有 IgA 型类风湿因子，血清补体 C4 和 IgA 水平显著增高。

（4）其他因素：创伤、内分泌、代谢障碍和变态反应等亦被疑为发病因素。

2. 病理　强直性脊柱炎基本病理变化为肌腱、韧带骨附着点病变，也可发生一定程度的滑膜炎症。常以骶髂关节发病最早，早期病理变化包括软骨下肉芽组织形成，组织学上可见滑膜增生、淋巴样细胞及浆细胞聚集、淋巴样滤泡形成，以及含有 IgG、IgA 和 IgM 的浆细胞。骨骼的侵蚀和软骨的破坏随之发生，然后逐渐被退变的纤维软骨替代，最终发生骨性强直。椎间盘纤维环和椎骨边缘连接处的肉芽组织形成。纤维环外层可能最终被骨替代，形成韧带骨赘，进一步发展将形成 X 线所见的竹节样脊柱。周围关节滑膜增生、淋巴样浸润和血管翳形成。韧带或肌腱附着于骨的部位发生炎症，强直性脊柱炎常发生于脊柱和骨盆周围，最终可能导致骨化。最新的研究表明，强直性脊柱炎的软骨破坏主要从软骨下骨、肌腱与骨结合部的炎症开始逐步向软骨发展（由内向外），而类风湿关节炎则主要由滑膜炎开始逐步出现软骨及软骨下骨的破坏（由外向内）。

二、辅助检查

1. 血液学检查 血常规可大致正常，部分患者可有正细胞低色素性贫血和白细胞增多；多数患者在早期或活动期血沉增速，后期则血沉正常；C 反应蛋白则较有意义；90%左右的患者 HLA-B27 阳性。

2. X 线检查 骶髂关节可有三期改变，早期关节边缘模糊，并稍致密，关节间隙加宽；中期关节间隙狭窄，关节边缘骨质腐蚀与致密增生交错，呈锯齿状；晚期关节间隙消失，有骨小梁通过，呈骨性融合。骶髂关节炎分为五级：0 级为正常；Ⅰ 级为可疑；Ⅱ 级为轻度异常；Ⅲ 级为明显异常；Ⅳ 级为严重异常，关节完全强直。

3. CT、MRI 检查 敏感性高，可早期发现骶髂关节病变。CT 能显示骶髂关节间隙及关节面骨质，发现 X 线平片不能显示的轻微关节面骨侵蚀及软骨下囊性变等。MRI 能直接显示关节软骨，对早期发现骶髂关节软骨改变及对骶髂关节炎的病情估计和疗效判定较 CT 更优越。

三、诊断依据

强直性脊柱炎诊断的两大金标准是骶髂关节病变和 HLA-B27 阳性。

1. 临床表现

（1）腰和（或）脊柱、腹股沟、臀部或下肢酸痛不适，或不对称性外周寡关节炎≥6 周。

（2）夜间痛或晨僵明显。

（3）活动后疼痛缓解。

（4）足跟痛或其他肌腱附着点痛。

（5）有虹膜睫状体炎现在症或既往史。

（6）有家族史或 HLA-B27 阳性。

（7）非甾体抗炎药能迅速缓解症状。

2. 影像学或病理学检查

（1）X 线骶髂关节炎≥Ⅲ期。

（2）CT 双侧骶髂关节炎≥Ⅱ期。

（3）CT 骶髂关节炎不足者可做 MRI 检查。

（4）骶髂关节病理检查为炎症。

凡符合临床表现第一项和其他各项中的 3 项，以及影像学或病理学检查中的任何一项可诊断为强直性脊柱炎。

四、编码查找方法

强直性脊柱炎的编码查找方法是在 ICD-10 第三卷中查找主导词"脊柱炎",下面"- 强直性",获得编码 M45。此编码为无亚目的类目编码,根据国家标准库设计原则,亚目以". X"代替(M45. X),之后进行扩展。

第三节　骨性关节炎

骨性关节炎又称退行性关节炎、增生性骨性关节炎,是一种以关节软骨的变性、破坏及骨质增生为特征的慢性关节病。本病的发生率随年龄的增高而增多,是一种常见的老年人关节病。我国膝关节骨性关节炎患病率为 9.56%,60 岁以上者达 78.5%,与西方国家相似,但不如其严重。本文以膝关节骨性关节炎为例讲述。

一、病因病理

1. 病因

(1) 年龄:是骨性关节炎发病的强危险因素。从 20 岁开始,约 5% 的人关节就有退行性改变;40 岁时,几乎 90% 的负重关节都有或多或少的骨质增生改变。

(2) 性别:在 50 岁以前女性比男性发病率高 2 倍,但 50 岁以后两性之间基本相等。

(3) 职业:骨质增生与职业有关。长期反复使用某些关节,可引起这些关节患病率增加。1994 年英国《风湿病年鉴》(*Annals of the Rheumatic Diseases*,*ARD*)中指出,每日蹲位或跪位超过 30 min 或每日爬楼梯超过 10 层的人有明显的膝关节骨质增生高发病率。

(4) 种族遗传因素:英国人发病率高而西非人低,白种人比黑种人发病率高;伴有赫伯登(Heberden)结节的骨性关节炎妇女,其母亲和姐妹患本病者为普通人群的 2~3 倍。且骨性关节炎患者的 HLA-A1、HLA-B8 的检出率增高。

(5) 体质因素:体重增加能加重关节负荷,所以骨质增生多发生于负重较大的髋、膝等关节。超过标准体重 9 kg 的人发生骨性关节炎的可能性比正常体重者多 3.5 倍,发生部位多是髋、膝关节。

(6) 姿势不良:可以引起肌肉韧带及关节的平衡失调,张力大的一侧易造成不同程度的劳损,进而使关节发生退行性改变而引起骨质增生,使压力(应力)集中于关节内的某处造成应力过度而损伤关节。

(7) 骨内静脉淤滞及骨内高压:以骨内静脉淤滞为特征的骨血流动力异常及由此所致的骨内高压,使动静脉压差缩小、营养血管的血流减少、营养障碍,可引起骨小梁坏死,骨细胞坏死可能是诱发关节炎的原因之一。

2. 病理　骨性关节炎早期的病理改变为关节软骨的变形,后期逐渐出现关节软骨软化，软骨磨损、脱落、边缘增生、骨赘，滑膜、关节囊、肌肉改变，关节变形等。软骨下的骨质出现微小的骨折、坏死，关节面及周围的骨质增生。

二、解剖基础

膝关节由股骨内外侧髁、胫骨内外侧髁及髌骨构成，为人体最大且构造最复杂、损伤机会亦较多的关节。

膝关节囊较薄而松弛，附着于各骨、关节、软骨的周围。关节囊的周围有韧带加固。前方的叫作髌韧带，是股四头肌肌腱的延续（髌骨为该肌腱内的籽骨），从髌骨下端延伸至胫骨粗隆，在髌韧带的两侧有髌内、外侧支持带，为股内侧肌和股外侧肌腱膜的下延，并与膝关节囊相延续；后方有腘斜韧带加强，由半膜肌肌腱的纤维部分编入关节囊所形成；内侧有胫（内）侧副韧带，为扁带状，起自内收肌结节，向下放散编织于关节囊纤维层；外侧为腓（外）侧副韧带，是独立于关节囊外的圆形纤维束，起自股骨外上髁，止于腓骨小头。关节囊的滑膜层广阔，除关节软骨及半月板的表面无滑膜覆盖外，关节内所有的结构都被覆着一层滑膜。在髌上缘，滑膜向上方呈囊状膨出约 4 cm，称为髌上囊。于髌下部的两侧，滑膜形成皱襞，突入关节腔内，皱襞内充填以脂肪和血管，叫作翼状襞。两侧的翼状襞向上方逐渐合成一条带状的皱襞，称为髌滑膜襞，伸至股骨髁间窝的前缘。

三、辅助检查

1. 实验室检查　本病无特异性的实验室检查，实验室检查有助于疾病的鉴别。大部分患者血沉正常，C 反应蛋白不增高，类风湿因子阴性。关节液呈黄色或草黄色，黏度正常，凝固试验正常，其白细胞含量低于 $2 \times 10^9/L$，糖含量很少低于血糖水平的 50%。

2. 影像学检查　关节的 X 线检查有助于本病诊断。受累关节在 X 线片上按病情轻重而出现以下改变：①关节间隙变狭；②软骨下骨质硬化；③关节缘有骨赘形成；④软骨下骨质出现囊性变，有极少数患者出现穿凿样骨改变；⑤骨变形包括股骨头呈扁平样改变和（或）关节半脱位。

四、诊断依据

膝关节骨性关节炎的诊断依据包括以下五个方面。

（1）反复劳损或创伤史。

（2）膝关节疼痛和（或）发僵，早晨起床时较明显，活动后减轻，活动量过多诱发疼痛加重，休息后症状缓解，初期以下楼梯及蹲起疼痛明显。

（3）后期疼痛持续，关节活动明显受限，股四头肌萎缩，关节积液，甚至出现畸形和关节内游离体。

（4）膝关节屈伸活动时可扪及摩擦音。

（5）膝关节正、侧位照片，显示髌骨、股骨髁、胫骨平台关节缘呈唇样骨质增生，胫骨髁间隆起变尖，关节间隙变窄，软骨下骨质致密，有时可见关节内游离体。

五、编码方法

在 ICD-10 第一卷中，骨性关节炎的具体分类如下。

M15　多关节病

M15.0　原发性全身性（骨）关节病

M15.1　赫伯登结节（伴有关节病）

M15.2　布沙尔结节（伴有关节病）

M15.3　继发性多发性关节病

M15.4　侵蚀性（骨）关节病

M15.8　其他的多关节病

M15.9　未特指的多关节病

M16　髋关节病

M16.0　原发性双侧髋关节病

M16.1　其他的原发性髋关节病

M16.2　发育异常导致的双侧髋关节病

M16.3　其他的发育异常性髋关节病

M16.4　创伤后双侧髋关节病

M16.5　其他的创伤后髋关节病

M16.6　其他的继发性双侧髋关节病

M16.7　其他的继发性髋关节病

M16.9　未特指的髋关节病

M17　膝关节病

M17.0　原发性双侧膝关节病

M17.1　其他的原发性膝关节病

M17.2　创伤后双侧膝关节病

M17.3　其他的创伤后膝关节病

M17.4　其他的继发性双侧膝关节病

M17.5　其他的继发性膝关节病

M17.9　未特指的膝关节病

M18　第一腕掌关节的关节病

M18.0　双侧第一腕掌关节的原发性关节病

M18.1　第一腕掌关节其他的原发性关节病

M18.2　双侧第一腕掌关节的创伤后关节病

M18.3　第一腕掌关节其他的创伤后关节病

M18.4　双侧第一腕掌关节其他的继发性关节病

M18.5　第一腕掌关节其他的继发性关节病

M18.9　第一腕掌关节未特指的关节病

M19　其他关节病

M19.0 　其他关节的原发性关节病

M19.1 　其他关节的创伤后关节病

M19.2 　其他的继发性关节病

M19.8 　其他特指的关节病

M19.9 　未特指的关节病

在 ICD-10 中，骨性关节炎与关节病（非炎性的）、骨关节病为同义词，指关节的退行性病变。ICD 将骨性关节炎分为脊柱关节和四肢关节两大组，其中属于脊柱（颈、胸、腰、骶）的关节病，主导词是"脊柱关节强硬"，分类于类目 M47，前面已做详细说明，在此不加赘述。

属于四肢的骨性关节炎分类于"M15～M19 　关节病"一节，根据发生部位不同，类目均不相同。

六、编码查找方法

骨性关节炎的编码查找方法是在 ICD-10 第三卷中，以"关节病"为主导词，下面找相应部位，或者以"部位 + 关节病"为主导词均可查到相应编码。如原发双侧膝关节骨性关节炎的编码为 M17.0。

第四节　痛　风

·

痛风是一种由于嘌呤生物合成代谢增加，尿酸产生过多或因尿酸排泄不良而致血中尿酸升高，尿酸盐结晶沉积在关节滑膜、滑囊、软骨及其他组织中引起的反复发作性炎性疾病，属于代谢性疾病。趾是最常见的受累区域，50%～70% 初次发病发生于此。

一、病因病理

1. 病因　血液中尿酸长期增高是痛风发生的关键原因。人体尿酸主要来源于两个方面：内源性尿酸，约占 80%；外源性尿酸，约占 20%。尿酸代谢池约为 1 200 mg，60% 的尿酸需要代谢。1/3 经肠道代谢，2/3 经肾脏代谢。尿酸在体内水平增高，或者肝、肾排泌尿酸发生障碍，使尿酸在血液中聚积，均可导致高尿酸血症。

2. 病理　肾脏对尿酸盐的排泄是由肾小球滤过，但滤过的尿酸盐几乎完全被近曲小管吸收，肾小管分泌的尿酸盐部分在近曲小管的远端也被重吸收，少量在髓襻和集合管重吸收。因此，尿酸盐排泄几乎都是肾小管所分泌，最终尿酸从肾脏排泄是肾小球滤过量的 6%～12%。当肾小球尿酸盐滤过减少、肾小管对尿酸盐的重吸收增加或肾小管分泌尿酸盐减少，均可引起尿酸盐肾排泄降低，导致高尿酸血症。当血尿酸增高超过过饱和浓度，尿酸盐在组织内沉积，导致相应的临床症状。

二、辅助检查

1. 实验室检查　对于痛风诊断具有重要意义，特别是尿酸盐的发现，是确诊的依据。

（1）血液学检查：急性发作期，外周血白细胞计数升高，通常为（10～20）×10^9/L，很少超过 20×10^9/L，中性粒细胞相应升高。肾功能下降者，可有轻、中度贫血。血沉增快，通常小于 60 mm/h。急性发作期绝大多数患者血清尿酸含量升高，缓解期可以正常，有 2%～3% 的患者呈典型痛风发作而血清尿酸含量小于上述水平。

（2）尿常规检查：早期一般无改变，累及肾脏者可有蛋白尿、血尿、脓尿，偶见管型尿；并发肾结石者，可见明显血尿，亦可见酸性尿石排出。

2. 关节腔穿刺检查　滑囊液的白细胞计数一般在（1～7）×10^9/L，主要为分叶核粒细胞。绝大多数间歇期的患者进行关节滑囊液检查，仍可见有尿酸钠晶体。

（1）偏振光显微镜检查：在细胞内或细胞外可见双折光细针状尿酸钠结晶的缓慢振动图像。用第一级红色补偿棱镜，尿酸盐结晶方向与镜轴平行时呈黄色，垂直时呈蓝色。

（2）普通光学显微镜检查：尿酸钠结晶呈杆状针状，检出率仅为偏振光显微镜的一半。若在滑液中加肝素后，离心沉淀，取沉淀物镜检，可以提高其检出率。

（3）紫外分光光度计测定：采用紫外分光光度计，对滑囊液或疑为痛风结节的内容物进行定性分析来判定尿酸钠，是痛风最有价值的诊断方法。

（4）紫脲酸铵试验：对经过普通光学显微镜或偏振光显微镜检查发现有尿酸钠存在的标本，可行本试验以便进一步予以确认。其原理是尿酸钠加硝酸后加热产生双阿脲，再加入氨溶液即生成呈紫红色的紫脲酸铵。

（5）尿酸盐溶解试验：在有尿酸盐结晶的滑液中，加入尿酸氧化酶保温后，尿酸盐结晶被降解为尿囊素，可见结晶消失。

（6）痛风结节内容物检查：对于痛风结节进行活检或穿刺吸取其内容物，或从皮肤溃疡处采取黏稠物质涂片，按上述方法，查到特异性尿酸盐的阳性率极高。

3. 影像学检查

（1）X 线检查：急性关节炎仅表现为软组织的肿胀，关节 X 线片正常。随着病情的进展，与痛风石邻近的骨质可出现不规则或分叶状的缺损，边缘呈翘状突起；关节软骨缘破坏，关节面不规则；进入慢性关节炎期后可见关节间隙变窄，软骨下骨质有不规则或半圆形的穿凿样缺损，边缘锐利，缺损边缘骨质可有增生反应。

（2）CT 与 MRI 检查：沉积在关节内的痛风石，根据其灰化程度不同在 CT 扫描中表现为灰度不等的斑点状影像。痛风石在 MRI 检查的 T_1 和 T_2 影像中均呈低至中等密度的块状阴影，静脉注射钆可增强痛风石阴影的密度。两项检查联合进行可对多数关节内痛风石做出准确诊断。

（3）超声检查：受累关节可发现关节积液，滑膜增生，关节软骨及骨质破坏，关节内或者周围软组织的痛风石及钙质沉积等。超声下出现肾髓质，特别是椎体乳头部散在强回声光点，则提示尿酸盐肾病，也可发现 X 线下不显影的尿酸性尿路结石。

三、诊断依据

关于痛风的诊断国内尚无统一标准。一般多采用美国风湿病学会（American College

of Rheumatology，ACR）和欧洲抗风湿病联盟（European League Against Rheumatism，EULAR）标准，2015 年 ACR/EULAR 发布的痛风性关节炎最新诊断标准（表 3-1），以关节滑囊或痛风结节中找到单钠尿酸盐（monosodium urate，MSU）结晶为金标准。

表 3-1　2015 年 ACR/EULAR 痛风分类标准 *

项目	分类	得分
一、准入标准	至少 1 次外周关节或滑囊发作性肿胀、疼痛或压痛	/
二、确定标准	在发作过的关节或滑囊中，或在痛风石中存在 MSU	/
三、分类标准		
1. 临床		
症状发作累及的关节或滑囊	踝关节或足中段关节受累，未累及第一跖趾关节	1
	累及第一跖趾关节	2
症状发作特点	符合 1 项特征	1
患者自述或医生观察到受累关节皮肤发红	符合 2 项特征	2
	符合 3 项特征	3
受累关节明显触痛或压痛		
受累关节活动受限或行走困难		
发作时间（无论是否抗炎治疗，符合下列 2 项或 2 项以上）	1 次典型发作	1
	反复典型发作	2
疼痛达峰时间<24 h		
症状缓解≤14 d		
发作间期症状完全缓解至基线		
痛风石的临床证据		
皮肤菲薄且覆有较多血管的皮下结节，破溃可排出粉笔屑样物质，常见于关节、耳郭、尺骨鹰嘴滑囊、指腹、肌腱（如跟腱）	有	4
2. 实验室检查		
血尿酸（尿酸氧化酶法测定）：理想情况下应在降尿酸治疗前和症状发生后 4 周测定；有条件者可重复检测，根据最高值评分	<4 mg/L（<0.24 mmol/L）	-4
	6~8 mg/L（0.36~0.48 mmol/L）	2
	8~10 mg/L（0.48~0.60 mmol/L）	3
	≥10 mg/L（≥0.60 mmol/L）	4
发作关节或滑囊的滑液分析 * *（应由有经验的医师评估）	MSU 阴性	-2

续表

项目	分类	得分
3. 影像学表现***		
尿酸盐沉积于发作关节或滑囊的影像学证据：超声提示"双轨征"或双源 CT 提示尿酸盐沉积	有	4
痛风关节损害的影像学证据：X 线提示双手和（或）足有至少 1 处骨侵蚀	有	4

注：*该标准最大得分是 23 分，若不同时间点的分类项目评分有差异，选择得分最高值，当得分≥8 分时可诊断为痛风；**未行滑液检查，计 0 分；***未行影像学检查，计 0 分

该标准仅适用于至少有过 1 次外周关节或滑囊肿痛症状发作的患者，对于无症状的患者并不适用。MSU 是痛风的重要特征，存在 MSU 作为诊断痛风金标准，无须进行分类评分。血尿酸水平为必需项目，根据血尿酸水平分层评分。该标准的独特之处在于有两处项目得分为负值，分别为 MSU 阴性扣 2 分，低尿酸水平（<4 mg/L）扣 4 分。此外，充分的数据和临床经验支持超声和双源 CT 识别尿酸盐沉积。超声下 MSU 沉积表现为"双轨征"，即透明软骨表面不规则强回声，且不随超声探头角度变化而消失，若消失则为假阳性。采用双源 CT 在 80 kV 和 140 kV 电压下扫描成像，通过痛风分析软件彩色编码技术进行处理，在关节或关节周围出现尿酸对应编码颜色为 MSU 阳性结果。该检查需注意的是在甲床、皮肤、血管等部位出现的痛风标记，以及因痛风石体积过小、活动、射线硬化伪影等导致的彩色标记出现均为假阳性结果。骨侵蚀采用手或足的传统 X 线检查，表现为骨皮质破坏并伴有边缘硬化及突出，但须除外远端指间关节侵蚀及鸥翼征。

该标准的敏感性和特异性分别为 92% 和 89%，即使在缺乏 MSU 检测、B 超及双源 CT 检查的情况下，其敏感性和特异性也可达到 85% 和 78%。

四、编码方法

痛风在临床上按病因不同分为原发性和继发性两大类，在 ICD 中其亚目分类轴心与临床保持一致，也是按病因来进行分类的。

在 ICD-10 第一卷中，痛风的具体分类如下。

M10 痛风

M10.0 特发性痛风

M10.1 铅性痛风

M10.2 药物性痛风

M10.3 肾功能损害引起的痛风

M10.4 其他的继发性痛风

M10.9 未特指的痛风

五、编码查找方法

痛风的编码查找方法是在 ICD-10 第三卷中直接查找主导词"痛风（性）"，再根据不同的病因，查找相应编码。

没有指明病因的继发性痛风，分类于"M10.4 其他的继发性痛风"；没有指明原发、继发的痛风，分类于"M10.9 未特指的痛风"。

第五节　股骨头坏死

股骨头坏死亦称股骨头无菌性坏死和股骨头缺血性坏死。其可分为创伤性和非创伤性两大类，前者主要是由股骨颈骨折、髋关节脱位等髋部外伤引起，后者在我国的主要原因为皮质类固醇应用及酗酒。股骨头坏死可发生于任何年龄，但以 31~60 岁最多，无明显性别差异，开始多表现为髋关节或其周围关节的隐痛、钝痛，活动后加重，进一步发展可导致髋关节的功能障碍。

一、病因病理

1. 病因　股骨头坏死常见的致病因素主要有以下三方面。

（1）创伤：是造成股骨头坏死的主要因素。创伤性股骨头坏死发生与否、范围大小，主要取决于血管破坏程度和侧支循环的代偿能力。

（2）不当用药：长期服用激素类药物，致使激素在机体内积蓄而发病。

（3）酗酒：长期大量饮酒，导致血脂增高和肝功能损害。血脂升高可使血管堵塞、出血或脂肪栓塞而造成骨坏死。肝功能损害会导致血脂进一步升高。

2. 病理　股骨头坏死虽然病因不同，但其共同的病理表现是股骨头血液供应障碍。

（1）骨髓腔内压力增加：激素等原因可导致骨髓脂肪细胞肥大、堆积，从而造成髓内压力增高，压迫骨内微血管结构，人体所处环境气压骤降时，血液中的氮气释放增加，骨髓脂肪细胞可以吸收大量氮气增大体积，镰状细胞贫血也可以使脂肪细胞增大，骨细胞内脂肪增多也可以增大体积压迫静脉妨碍回流。贫血引起的骨髓增生也可以使髓腔内压力增加。

（2）骨结构强度下降：酗酒会促使骨质疏松的发生，减低骨的机械强度，过度骨质疏松容易增加微骨折数量造成髓腔压力增高。

（3）股骨头的病变：骨骺滑脱使得外侧骨骺动脉扭曲，影响骨骺供血。先天性髋关节脱位出现外展和内旋，髂腰肌和关节边缘压迫旋股内动脉也可以影响股骨头血供。

二、解剖基础

髋关节由髋臼与股骨头构成，属多轴的球窝关节。髋臼的周围附有纤维软骨构成的髋臼唇，以增加髋臼的深度。髋臼切迹被髋臼横韧带封闭，使半月形的髋臼关节面扩大为环形以紧抱股骨头。髋臼窝内充填有脂肪组织。

　　髋关节的关节囊坚韧致密，向上附于髋臼周缘及横韧带，向下附于股骨颈，前面达转子间线，后面包罩股骨颈的内侧 2/3（转子间嵴略上方处）。使股骨颈骨折有囊内、囊外骨折之分。关节囊周围有以下多条韧带加强。

　　（1）髂股韧带：最为强健，起自髂前下棘，呈人字形向下经关节囊前方止于转子间线。可限制大腿过神，对维持人体直立姿势有很大作用。

　　（2）股骨头韧带：位于关节囊内，连接股骨头凹和髋臼横韧带之间，为滑膜所包被，内含营养股骨头的血管。当大腿半屈并内收时，韧带紧张，外展时韧带松弛。

　　（3）耻骨韧带：由耻骨上支向外下于关节囊前下壁与髂骨韧带的深部融合。可限制大腿的外展及旋外运动。

　　（4）坐股韧带：加强关节囊的后部，起自坐骨体，斜向外上与关节囊融合，附于大转子根部。可限制大腿的旋内运动。

　　（5）轮匝带：是关节囊的深层纤维围绕股骨颈的环形增厚，可约束股骨头的向外脱出。

　　髋关节可做三轴的屈、伸、展、收、旋内、旋外及环转运动。由于股骨头深藏于髋臼窝内，关节囊相对紧张而坚韧，又受多条韧带限制，其运动幅度远不及肩关节，而具有较大的稳固性，以适应其承重和行走的功能。髋关节囊的后下部相对较薄弱，脱位时股骨头易向下方脱出。

三、辅助检查

1. X 线检查　对早期（0、Ⅰ期）诊断困难，对Ⅱ期以上的病变则可显示阳性改变，如硬化带、透 X 线的囊性变、斑点状硬化、软骨下骨折及股骨头塌陷等。

2. CT 检查　对于Ⅱ、Ⅲ期病变，可清楚显示坏死灶的边界、面积、硬化带、病灶自行修复及软骨下骨等情况。

3. MRI 检查　典型股骨头坏死的 T_1 加权像改变为股骨头残存骨骺线，临近或穿越骨骺线的蜿蜒带状低信号区，以及低信号带包绕高信号区或混合信号区。T_2 加权像可出现双线征。

4. 核素扫描　诊断早期股骨头坏死的敏感性高而特异性低。采用锝（$^{99}Tc^m$）标记的亚甲基二膦酸盐为显像剂行扫描，若出现热区中有冷区即可确诊。

四、诊断依据

1. 主要标准

（1）症状与体征：以腹股沟和臀部、大腿部为主的关节周围痛，髋关节内旋受限。

（2）影像学改变：

1）X 线片示股骨头塌陷，不伴关节间隙变窄；股骨头内有分界的硬化带；软骨下骨有透 X 线带（新月征，软骨下骨折）。

2）核素扫描示股骨头内热区中有冷区。

3）股骨头 MRI 的 T_1 加权像呈带状低信号（带状类型）或 T_2 加权像有双线征。

（3）骨活检：显示骨小梁的骨细胞空陷窝多于 50%，且累及邻近多根骨小梁，有骨髓坏死。

2. 次要标准

（1）X 线片示股骨头塌陷伴关节间隙变窄，股骨头内有囊性变或斑点状硬化，股骨头外上部变扁。

（2）核素骨扫描示冷区或热区。

（3）股骨头 MRI 示等质或异质低信号强度而无 T_1 加权像的带状低信号。

符合 2 条或 2 条以上主要标准可确诊。符合 1 条主要标准，或次要标准阳性数 ≥2（至少包括一种 X 线片阳性改变），则可诊断。

五、编码方法

在 ICD-10 第一卷中，股骨头坏死归属于骨坏死，具体分类如下。

M87　骨坏死

M87.0　特发性无菌性骨坏死

M87.1　药物性骨坏死

M87.2　以前创伤引起的骨坏死

M87.3　其他的继发性骨坏死

M87.8　其他的骨坏死

M87.9　未特指的骨坏死

六、编码查找方法

股骨头坏死是由许多病因引起的，其编码查找方法是在 ICD-10 第三卷中查找主导词"骨坏死"，下面根据不同的病因获得不同的编码。没有指明病因的股骨头坏死，分类于"M87.9　未特指的骨坏死"。

第六节　骨质疏松症

骨质疏松症是一种因骨量低下、骨微结构破坏，导致骨脆性增加、易发生骨折为特征的全身性骨骼系统疾病。该病可发生于不同性别和任何年龄，但多见于绝经后妇女和老年男性。

骨质疏松主要分为原发性和继发性两大类。原发性骨质疏松除特发性骨质疏松外，还包括绝经后骨质疏松（Ⅰ型）和老年性骨质疏松（Ⅱ型），Ⅰ型为高转换型，主要原因为雌激素缺乏；Ⅱ型为低转换型，由于年龄的老化所致。而特发性骨质疏松主要发生在青少年，病因尚不明。

一、病因病理

正常成熟骨的代谢主要以骨重建形式进行，在激素、细胞因子和其他调节因子的协调作用下，骨组织不断吸收旧骨，形成新骨。成年以后骨转换的趋势是：骨形成和骨吸收的比例逐年下降，骨矿含量（bone mineral content，BMC）逐年下降；老年男性的下降速率慢于老年女性；骨矿含量的丢失伴有骨微结构的紊乱和破坏，当骨量丢失到一定程度时，骨的结构无法维持正常形态，骨小梁变窄、变细、弯曲、错位，甚至断裂（微损害，微骨折），从而引起相应的临床症状。

1. 骨吸收及其影响因素

（1）妊娠和哺乳：妊娠期间，母体血容量增加一倍，钙的分布容量可增加一倍。如摄入不足或者存在矿物质的吸收障碍，则必须动用骨盐维持钙离子的水平，从而造成骨骼内钙的流失。

（2）雌激素：性激素为青春期骨骼突发生长的始动因子，突发生长延迟，使成年期的峰值骨量降低，至老年期易发生骨质疏松症。

（3）活性维生素 D_3：维生素 D_3 的代谢物，尤其是 1，25-$(OH)_2D_3$ 可加速小肠绒毛细胞成熟，促进钙结合蛋白生成，增加肠钙吸收。活性维生素 D_3 缺乏（可伴有血清钙下降）导致骨盐动员加速，骨吸收增强。

（4）降钙素：破骨细胞膜上有降钙素受体，降钙素可抑制破骨细胞分化、成熟和活性。

（5）甲状旁腺素：作用于成骨细胞，通过其分泌的骨吸收因子（如 IL-6、IL-11 等）促进破骨细胞活性。另外，随着年龄的增加，肠钙吸收减少，1，25-$(OH)_2D_3$ 生成量下降，血清甲状旁腺激素（parathyroid hormone，PTH）逐年增高，导致骨吸收增多。

（6）细胞因子：骨质疏松症患者多有 IL-1、IL-6 和肿瘤坏死因子（tumor necrosis factor，TNF）增高。IL-6 为一种多功能细胞因子，可作用于骨组织早期的破骨细胞，促进其分化和活性，刺激骨吸收。单核细胞、巨噬细胞和骨原细胞可分泌 IL-6，而 IL-1 由造血干细胞分泌，可诱导骨原细胞分化为破骨细胞。转化生长因子-β（transforming growth factor-β，TGF-β）和 TNF 促进骨吸收，加速骨丢失。随着年龄的增加，骨髓细胞的护骨素表达能力下降，破骨细胞生成增多，骨质丢失加速。

2. 骨形成及其影响因素

（1）遗传因素：研究发现，多种基因与骨量的获得和骨转换的调控有关。这些基因主要包括：受体基因（维生素 D 受体、雌激素受体、降钙素受体、β₃ 肾上腺素能受体、糖皮质激素受体）等；细胞因子（TGF-β1、IL-6、IL-1）、生长因子［甲状旁腺激素、胰岛素样生长因子-1（insulin-like growth factor-1，IGF-1）］和基质蛋白基因（Ⅰ型胶原、α_2-HS 糖蛋白、骨钙素等）；骨质疏松症的易感基因（11q12-13，11q，1p36，2p23-24，4q32-34 等）；其他基因（载脂蛋白 E、人类白细胞抗原标志物等）。对同卵双生的研究发现，遗传因素决定了 70%~80% 的峰值骨量。

（2）钙的摄入量：钙是骨矿物质中最主要的成分。钙不足必然影响骨矿化。在骨的生长发育期和钙需要量增加时（妊娠和哺乳等），摄入钙不足将影响骨形成和峰值骨量。

（3）生活方式和生活环境：成骨细胞具有接受应力、负重等力学机械刺激的受体，体力活动刺激成骨细胞活性，而活动过少者易发生骨质疏松症。此外，吸烟、酗酒、高蛋白和高盐饮食、大量饮用咖啡、维生素 D 摄入不足和光照减少等均为骨质疏松症的危险因素。长期卧床和失重（如太空宇航员）也常导致骨质疏松症。

3. 继发性骨质疏松症的致病因素

（1）内分泌疾病：主要有甲状腺功能亢进、库欣（Cushing）综合征、性腺功能减退症、泌乳素瘤和高泌乳素血症、糖尿病、肢端肥大症等。甲状旁腺功能亢进伴发的骨量减少为一种特殊的骨质疏松症，通常表现为骨组织的纤维囊性变，但部分轻型患者仅表现为骨量减少或骨质疏松症。

（2）肝脏疾病和营养性疾病：肠吸收钙磷减少；25-羟化酶活性下降；肝脏灭活一些骨吸收促进因子的能力下降；维生素 D 吸收障碍。

（3）血液疾病：淋巴瘤和淋巴增殖性恶性肿瘤可伴有骨质疏松症。骨质疏松症也是其他血液性疾病的常见并发症。

（4）药物因素：导致骨质疏松症的药物主要有肝素、抗惊厥药苯妥英钠、巴比妥类、卡马西平、环孢素、促肾上腺皮质释放激素（corticotropin‑releasing hormone，CRH）类似物、促性腺素释放素（gonadotropin releasing hormone，GnRH）拮抗剂和促黄体素释放素（luteinizing hormone releasing hormone，LHRH）激动剂等。

二、辅助检查

1. 实验室检查　血钙、血磷、血碱性磷酸酶（alkaline phosphatase，AKP）及尿磷皆正常，血浆骨钙素升高，尿钙可偏高，尿羟脯氨酸可能升高，如伴有软骨病时，血尿生化指标可能有相应改变。

2. X 线检查　早期表现为骨密度减低，透明度加大，横行骨小梁呈垂直的栅状排列；后期纵行骨小梁也被吸收，抗压能力减退，椎体呈楔状改变。只有当骨量下降30%才可以在 X 线片中显现出来，所以对早期诊断的意义不大。

3. 骨密度测定　是目前诊断骨质疏松、预测骨质疏松性骨折风险，检测自然病程及评价药物干预疗效的最佳定量指标。双能量 X 线吸收法是目前国际学术界公认的骨密度检查方法，其测定值作为骨质疏松症的诊断金标准。

4. 定量超声测定法　对骨质疏松的诊断有参考价值，尤其适用于孕妇和儿童。

三、诊断依据

绝经后和老年性骨质疏松的诊断，首先须排除其他各种原因所致的继发性骨质疏松症，如甲状旁腺功能亢进和多发性骨髓瘤、骨质软化症、肾性骨营养不良症、儿童成骨不全、转移瘤、白血病及淋巴瘤等。

1994 年 WHO 建议根据骨矿含量（BMC）值或骨密度（bone mineral density，BMD）值对骨质疏松症进行分级诊断：正常为 BMD 或 BMC 在正常成人骨密度平均值的 1 个标准差之内；骨质减少为 BMD 或 BMC 较正常成人骨密度平均值降低 1~2.5 个标准差；骨质疏松症为 BMD 或 BMC 较正常成人骨密度平均值降低 2.5 个标准差以上；严重骨质疏松症为 BMD 或 BMC 较正常成人骨密度平均值降低 2.5 个标准差以上并伴有1 个或 1 个以上的脆性骨折。该诊断标准中 BMD 或 BMC 可在中轴骨或外周骨骼测定。

四、编码方法

在 ICD-10 中，骨质疏松以是否伴有病理性骨折分为两大类目。

M80　骨质疏松伴有病理性骨折

M80.0　绝经后骨质疏松伴有病理性骨折

M80.1　卵巢切除术后骨质疏松伴有病理性骨折

M80.2　失用性骨质疏松伴有病理性骨折

M80.3　手术后吸收不良性骨质疏松伴有病理性骨折

M80.4　药物性骨质疏松伴有病理性骨折

M80.5　特发性骨质疏松伴有病理性骨折

M80.8　其他的骨质疏松伴有病理性骨折

M80.9　未特指的骨质疏松伴有病理性骨折

M81　骨质疏松不伴有病理性骨折

M81.0　绝经后骨质疏松

M81.1　卵巢切除术后骨质疏松

M81.2　失用性骨质疏松

M81.3　手术后吸收不良性骨质疏松

M81.4　药物性骨质疏松

M81.5　特发性骨质疏松

M81.6　局限性骨质疏松［勒凯纳］

M81.8　其他的骨质疏松

M81.9　未特指的骨质疏松

骨质疏松亚目分类轴心相同，均为引起骨质疏松的病因，其病因不同，分类各不相同。

五、编码查找方法

骨质疏松症的编码查找方法是在 ICD-10 第三卷中直接查找主导词"骨质疏松症"，根据是否伴有病理性骨折及不同病因，获得不同的编码。

第七节　肩关节周围炎

肩关节周围炎俗称冻结肩、五十肩，是中老年人的常见病。肩关节周围炎是肩周肌肉、肌腱、滑囊和关节囊等软组织的慢性炎症，临床以肩痛和活动受限为主要症状。起病多缓慢，病程较长。

一、病因病理

肩关节周围炎是肩关节周围肌肉、肌腱、韧带、筋膜等软组织的慢性外伤和退行性变，上述结构的慢性损伤主要表现为骨质增生，肌肉及韧带无菌性炎症，关节内、外粘连，从而产生疼痛和功能受限。后期粘连加重，甚至与骨膜粘连，肩关节活动受限明显，功能障碍不能自行恢复。

二、解剖基础

肩关节周围炎的病变主要发生在盂肱关节周围，包括以下几个方面。

1. 肌和肌腱 可分两层。外层为三角肌，内层为冈上肌、冈下肌、肩胛下肌和小圆肌四个短肌及其联合肌腱。联合肌腱与关节囊紧密相连，附着于肱骨上端如袖套状，称为旋转袖或肩袖。肩袖是肩关节活动时受力最大结构之一，易损伤。肱二头肌长头肌腱起于关节盂上方，经肱骨结节间沟与横韧带形成的骨纤维管道，该段是炎症好发之处。肱二头肌短头肌腱起于喙突，经盂肱关节内前方到上臂，受炎症影响后肌肉痉挛，影响肩外展、后伸。

2. 滑囊 有三角肌下滑囊、肩峰下滑囊及喙突下滑囊。其炎症可与相邻的三角肌、冈上肌腱、肱二头肌短头肌腱相互影响。

3. 关节囊 盂肱关节囊大而松弛，肩活动范围很大，故易受损伤。

三、辅助检查

1. X线检查 早期X线片无异常，病程长者可见局部骨质疏松。早期的特征性改变主要是肩峰下脂肪线模糊变形乃至消失，是由于肩部软组织充血水肿时，X线片上软组织对比度下降所致。肩峰下脂肪线是指三角肌下筋膜上的一薄层脂肪组织在X线片上的线状投影。当肩关节过度内旋位时，该脂肪组织恰好处于切线位而显示线状。中晚期可见关节囊、滑液囊、冈上肌腱、肱二头肌长头肌腱等处有密度淡而不均的钙化影。在病程晚期，X线片可见钙化影致密锐利，部分患者可见大结节骨质增生和骨赘形成等。此外，在肩锁关节可见骨质疏松、关节端增生或形成骨赘或关节间隙变窄等。

2. 肩关节MRI检查 肩关节可见关节周围肌腱及韧带损伤，部分患者可伴有肩关节积液。

四、诊断依据

肩关节周围炎的诊断依据包括以下几个方面。

（1）40～50岁以上中老年，常有外感风湿寒邪或外伤史。

（2）肩部疼痛及活动痛，夜间加重，可放射到手，但无感觉异常。

（3）肩关节活动尤以上举、外展、内旋、外旋受限。

（4）肩周压痛，常见压痛点包括肱二头肌长头肌腱、喙突、肩峰下、三角肌、冈上肌、冈下肌及四边孔周围软组织。

（5）肩周肌肉痉挛或肌萎缩。

（6）X线及实验室检查一般无异常发现，肩关节MRI检查多伴有肩关节周围软组织炎症反应。

五、编码方法

在ICD-10第一卷中，肩关节周围炎归属于肩损害，具体分类如下。

M75 肩损害

M75.0 粘连性肩关节囊炎

M75.1 旋转袖综合征

M75.2 二头肌腱炎

M75.3 肩钙化性肌腱炎

M75.4 肩撞击综合征

M75.5 肩滑囊炎

M75.8 其他的肩损害

M75.9 未特指的肩损害

六、编码查找方法

肩关节周围炎的编码查找方法是在 ICD-10 第三卷中查找主导词"关节周围炎"，下面"-肩"，获得编码 M75.0。

第八节 肘关节周围炎

一、肱骨外上髁炎

肱骨外上髁炎，是肱骨外上髁部伸肌总腱起点处的慢性损伤性肌筋膜炎，也是肘部最常见的慢性损伤性疾患之一，通常发生于经常做旋转前臂和伸屈肘腕关节或长时间从事单一劳作的劳动者，网球、羽毛球运动员常可发病，故又称"网球肘"。

1. 病因病理

（1）急性损伤：当前臂处于旋前位时，腕关节突然猛力背伸，致使前臂桡侧腕伸肌强力收缩，导致肌肉起点附着处因受强力牵拉而部分撕裂，骨膜下出血、血肿，继之渗出，粘连，局部纤维组织机化、钙化，进而导致骨质增生，是本病的常见诱因。

（2）慢性劳损：由于长期从事屈腕、旋转、伸腕、伸指的活动，肌肉长期处于紧张状态，使腕伸、指伸肌腱起点受到反复牵拉刺激，引起肱骨外上髁处骨膜、滑膜和肌腱的无菌慢性炎性变、渗出、粘连，进而产生疼痛。

2. 解剖基础 起于肱骨外上髁部的有桡侧腕长伸肌、桡侧腕短伸肌、指总伸肌、小指固有伸肌、肱桡肌、旋后肌和尺侧腕伸肌也均在此处附着。这些肌肉主要具有伸腕、伸指功能，其次，使前臂旋后运动和协助屈肘。在伸肌总腱深处有一无名的细小血管神经束从肌肉、肌腱发出，先穿过肌腱膜或肌腱，然后穿过深筋膜进入皮下。

3. 辅助检查

（1）实验室检查：一般血液学检查无明显异常，血沉、C 反应蛋白等处于正常范围内。

（2）X 线检查：偶可见肱骨外上髁局部钙化影，骨膜反应或肱骨外上髁粗糙等。

4. 诊断依据

（1）有明显损伤或劳损史。

（2）前臂桡侧肌肉处于紧张状态。

（3）前臂自觉乏力，握力减弱，手掌向下不能负重平举。

（4）专科检查：若肱骨外上髁上方压痛，为桡侧腕长伸肌起点损伤；肱骨外上髁上压痛，为桡侧腕短伸肌起点损伤；桡骨小头附近压痛，可能为环状韧带损伤；桡侧腕伸肌上部广泛而明显压痛则可能为血管神经束受挤压。

5. 编码方法　在 ICD-10 第一卷中，肘关节周围炎归属于其他肌腱端病，具体分类如下。

M77　其他肌腱端病

M77.0　内上髁炎

M77.1　外上髁炎

M77.2　腕关节周围炎

M77.3　跟骨骨刺

M77.4　跖痛症

M77.5　足的其他肌腱端病

M77.8　其他的肌腱端病，不可归类在他处者

M77.9　未特指的肌腱端病

6. 编码查找方法　肱骨外上髁炎的编码查找方法是在 ICD-10 第三卷中查找主导词"上髁炎（肘）"，下面"-外"，获得编码 M77.1。

二、肱骨内上髁炎

由急性损伤或慢性劳损引起肱骨内上髁或周围软组织炎性改变，称为肱骨内上髁炎，又称"高尔夫球肘"，还可以称"学生肘"。与肱骨外上髁炎相对应，位于尺侧。肱骨内上髁炎的发病机制与肱骨外上髁炎（网球肘）相似，但作用的外力相反。发病远较"网球肘"少，比例为 1：7 左右。

1. 病因病理

（1）肱骨内上髁是前臂屈肌及旋前圆肌的总腱附着处，经常反复用力屈肘、屈腕及前臂旋前时，使尺侧腕屈肌处于持续收缩状态，从而使肱骨内上髁肌腱附着处发生急性损伤或慢性劳损而发病。

（2）外伤、急性牵拉损伤后，肌腱附着点出血，形成小血肿和局部创伤性炎症、肿胀、挤压尺神经皮支引起疼痛。若治疗不及时，易造成局部组织粘连，在屈腕时则可因肌肉牵拉而疼痛。

2. 解剖基础　肱骨内上髁是肱骨干骺端与肱骨滑车之间偏内侧的骨性隆起，为桡侧腕屈肌、掌长肌、指浅屈肌、尺侧腕屈肌和旋前圆肌的起始部，除尺侧腕屈肌为尺神经支配外，其余各肌均为正中神经支配。内上髁背面与肱骨滑车之间有尺神经沟，沟内有尺神经通过。肱骨内上髁是前臂屈肌总腱的附着点，肱骨内上髁肌肉起点的撕裂，伤后的血肿，炎性肌化、粘连或钙化，或因外伤引起的肱骨内上髁处走行的血管

神经束或尺神经发出的皮支受压，可以引起相应的临床症状。

3. 辅助检查　X 线检查时一般无异常表现，严重者，局部可有骨膜增生改变。

4. 诊断依据

（1）肱骨内上髁附近疼痛，尤其在前臂旋前、主动屈腕时疼痛更加严重。同时沿尺侧腕屈肌向下放射，可达前臂中段，屈腕无力。

（2）肱骨内上髁周围压痛明显，尺侧腕屈肌及指浅屈肌有广泛压痛。

（3）可无急性外伤史，起病缓慢。初期肱骨内上髁部疼痛不适，在前臂旋前，主动屈腕时疼痛更为明显，重复损伤或过度活动后疼痛加重，休息后减轻。日久可变为持续性疼痛，并可向前臂内侧放射。

（4）抗阻力屈腕试验阳性，前臂屈肌抗阻力试验阳性。

5. 编码方法　在 ICD-10 第一卷中，肘关节周围炎归属于其他肌腱端病，具体分类如下。

M77　其他肌腱端病

M77.0　内上髁炎

M77.1　外上髁炎

M77.2　腕关节周围炎

M77.3　跟骨骨刺

M77.4　跖痛症

M77.5　足的其他肌腱端病

M77.8　其他的肌腱端病，不可归类在他处者

M77.9　未特指的肌腱端病

6. 编码查找方法　肱骨内上髁炎的编码查找方法是在 ICD-10 第三卷中查找主导词"上髁炎（肘）"，下面"－内"，获得编码 M77.0。

第九节　腕及手关节周围炎

一、腕管综合征

腕管综合征是最常见的周围神经卡压性疾病，女性的发病率高于男性，原因尚不清楚。Paget 医生于 1854 年最早描述了两名桡骨远端骨折者出现了正中神经卡压的临床表现。1913 年，法国 Marie 和 Foix 医生首次报道了低位正中神经卡压症状患者的神经病理检查结果，并提出如果早期诊断并切开腕横韧带，或许可以避免出现神经的病变。1953 年，Kremer 首次在公开出版物中使用了"腕管综合征"来命名这一疾患，并一直被沿用至今。

1. 病因病理　腕管综合征的主要病因是腕管内压力增高，无论是腕管内的内容物增加，还是腕管容积减小，都可导致腕管内压力增高，从而导致正中神经受卡压，引起正中神经永久或暂时性的压迫性缺血。开始表现为神经的水肿性肿胀和充血；进而

腕管内的正中神经由于压迫性缺血造成神经内的纤维化、神经轴的压缩和髓磷脂鞘的消失；最后神经干转化为纤维组织，其神经内管消失并被胶原组织代替而造成不可逆改变。

有观点认为此病与雌激素变化导致组织水肿有关，但许多患者在孕期结束后症状仍然未得到缓解。

2. 解剖基础　腕管是一个由腕骨沟和屈肌支持带组成的骨纤维管道。前者构成腕管的桡、尺及背侧壁，后者构成掌侧壁。腕管顶部是横跨于尺侧的钩骨、三角骨和桡侧的舟骨、大多角骨之间的屈肌支持带。正中神经和屈肌腱由腕管内通过（拇长屈肌腱，4 条屈指浅肌腱，4 条屈指深肌腱）。尽管腕管两端是开放的入口和出口，但其内组织液压力却是稳定的。腕管内最狭窄处距离腕管边缘约 50 px（1 px ≈ 0.336 mm），正中神经走行在屈肌支持带下方，紧贴屈肌支持带。在屈肌支持带远端，正中神经发出返支，支配拇短展肌、拇短屈肌浅头和拇对掌肌。其终支是指神经，支配拇指、示指、中指和环指桡侧半皮肤。

3. 辅助检查

（1）肌电图检查：常有异常表现，拇对掌肌或拇短伸肌处的运动纤维传导时间正常值短于 5 ms，腕管综合征时可长达 20 ms。

（2）X 线检查：某些病例同时患有肥大性关节炎、桡骨远端骨折、腕骨骨折兼脱位。

4. 诊断依据　常见症状包括正中神经支配区（拇指、示指、中指和环指桡侧半）感觉异常和（或）麻木。夜间手指麻木常常是腕管综合征的首发症状，许多患者均有夜间手指麻醒的经历。很多患者手指麻木的不适可通过改变上肢的姿势或甩手而得到一定程度的缓解。患者在白天从事某些活动也会引起手指麻木的加重。部分患者早期只感到中指或中、环指指尖麻木不适，而到后期才感觉拇指、示指、中指和环指桡侧半均出现麻木不适。某些患者也会有前臂甚至整个上肢的麻木或感觉异常，甚至感觉这些症状为主要不适。随着病情加重，患者可出现明确的手指感觉减退或消失，拇短展肌和拇对掌肌萎缩或力弱。患者可出现大鱼际桡侧肌肉萎缩，拇指不灵活，与其他手指对捏的力量下降甚至不能完成对捏动作。

5. 编码方法　在 ICD-10 第一卷中，有关腕管综合征的具体分类如下。

G56　上肢单神经病

G56.0　腕管综合征

G56.1　正中神经的其他损害

G56.2　尺神经损害

G56.3　桡神经损害

G56.4　灼性神经痛

G56.8　上肢其他单神经病

G56.9　未特指的上肢单神经病

6. 编码查找方法　腕管综合征的编码查找方法是在 ICD-10 第三卷中查找主导词"综合征"，下面"－腕管"，获得编码 G56.0。

二、桡骨茎突狭窄性腱鞘炎

桡骨茎突狭窄性腱鞘炎临床表现主要为桡骨茎突部隆起处疼痛，腕和拇指活动时疼痛加重，局部压痛。起病缓慢，多见于中年以上，女多于男（约6∶1），好发于家庭妇女和手工操作者（如纺织工人、木工和抄写员等），特别是用手指反复做伸、屈、捏、握操作的人易患此病。哺乳期及更年期妇女更易患此病。

1. 病因病理　由于拇指或腕部活动频繁，使拇短伸肌腱和拇长展肌腱在桡骨茎突部腱鞘内长期相互反复摩擦，导致该处肌腱与腱鞘产生无菌性炎症反应，局部出现渗出、水肿和纤维化，鞘管壁变厚，肌腱局部变粗，造成肌腱在腱鞘内的滑动受阻而引起的临床症状。

2. 解剖基础　桡骨茎突部有一窄而浅的骨沟，底面凹凸不平，沟面覆以腕背横韧带，形成一个骨纤维性鞘管，构成腕背第一腱鞘间隔。拇长展肌腱和拇短伸肌腱通过此鞘管后，折成一定的角度，分别止于第一掌骨和拇指近节指骨，肌腱滑动时产生较大的摩擦力。当拇指和腕部活动时，此折角加大，从而更增加了肌腱与鞘管壁的摩擦，久之可发生腱鞘炎，致使鞘管壁变厚，肌腱局部增粗，逐渐产生狭窄症状。尤其是拇长展肌腱，参与拇指的对掌运动，活动较多，对发病的作用较大。因为女性的肌腱折角大，所以发病率较男性高。另外，有时鞘管内有迷走的肌腱存在（多为伸肌腱），这种解剖变异亦可产生狭窄性腱鞘炎的症状。

3. 辅助检查　无特殊实验室检查。

4. 诊断依据

（1）起病缓慢，主要表现为桡骨茎突部局限性疼痛、隆起；拇背伸受限，拇指做大幅度伸屈活动时产生疼痛，可放射至手、肘、肩等处。

（2）桡骨茎突处有轻度肿胀，局部压痛明显。有时可在局部触及一硬结，或在拇指外展时有摩擦感和摩擦音，少数可有弹响，握拳尺偏试验［芬氏征（Finkelstein sign）］阳性。

5. 编码方法　在 ICD-10 第一卷中，有关桡骨茎突狭窄性腱鞘炎的具体分类如下。

M65　滑膜炎和腱鞘炎

M65.0　腱鞘脓肿

M65.1　其他的感染性（腱）滑膜炎

M65.2　钙化性肌腱炎

M65.3　扳机指

M65.4　桡骨茎突腱鞘炎［德奎尔万］

M65.8　其他的滑膜炎和腱鞘炎

M65.9　未特指的滑膜炎和腱鞘炎

6. 编码查找方法　桡骨茎突狭窄性腱鞘炎的编码查找方法是在 ICD-10 第三卷中查找主导词"腱鞘炎"，下面"-桡骨茎突"，获得编码 M65.4。

（于俊敏　林炜炜　边　鹏）

第四章　癌性疼痛疾病

疼痛是癌症的常见症状之一，20%～50%的新发癌症患者有疼痛，其中重度疼痛占40%～50%，极严重疼痛占25%～30%。

根据神经解剖学基础及病理生理学机制，癌性疼痛可分为伤害性疼痛和神经病理性疼痛两种。

伤害性疼痛又进一步分为躯体伤害性疼痛和内脏伤害性疼痛。皮肤、肌肉、骨骼、关节、肌腱及其他结缔组织等的伤害感受器被激活可产生躯体伤害性疼痛。躯体痛的特点是锐痛或钝痛，能明确定位。癌转移引发的骨痛、手术后的创口痛、肌筋膜及骨骼肌痛均属于此种类型。因肿瘤浸润、压迫、扩张、牵拉而激活胸腔、腹腔或盆腔的伤害感受器引发的疼痛，称为内脏伤害性疼痛。这种疼痛常发生于肿瘤腹膜内转移及内脏肿瘤，定位模糊，性质不明确。急性发作时常伴发自主神经功能紊乱，如恶心、呕吐及出汗等。

神经病理性疼痛是由于神经损伤及神经冲动的传导、加工和整合异常引起的疼痛。常因肿瘤压迫及浸润损伤了周围神经或中枢神经系统，或因化学物质损伤了周围神经，或因外科手术、放疗、化疗等损伤神经组织而产生的疼痛。典型的神经痛包括因转移或放疗导致的臂丛、腰骶丛病变，或因化疗引发的周围神经病变、伴癌周围神经病变、乳腺切除术后综合征、胸廓切开术后综合征及幻肢痛等。因神经损伤引发的疼痛非常剧烈，常呈烧灼痛和钳夹样的触痛。这种疼痛的特点是某个部位的感觉丧失和感觉异常，感觉异常可表现为异常性疼痛和超敏反应。患者有时会有阵发性烧灼痛及电击样感觉，而电击样感觉是中枢性疼痛的一种表现。

上述两种类型的疼痛可以同时存在，亦可单独存在。

一、分类

根据病因，癌性疼痛可以分为四类：①由肿瘤直接引发的；②肿瘤相关转移或内分泌引起的；③由肿瘤治疗引起的；④和肿瘤治疗无关的。

（一）肿瘤引发疼痛

1. 食管癌　常引起胸骨后疼痛或闷胀不适，在中晚期疼痛为钝痛、隐痛或烧灼痛、刺痛，可伴沉重感。其临床表现还有：吞咽食物哽噎感、食管内异物感、咽喉干燥与紧缩感、食物通过缓慢感及滞留感、吞咽困难、吐黏液、颈部、锁骨上肿块、声音嘶哑、出血等。

2. 胃癌　临床早期70%以上毫无症状。进展期胃癌有上腹部疼痛。可有上腹部饱胀感、沉重感、厌食、腹痛、恶心、呕吐、腹泻、消瘦、贫血、水肿、发热等症状。

3. 胰腺癌　疼痛不是胰腺癌的常见特征。胰头癌患者的疼痛发生率为90%，特别是发生于十二指肠乳头部者。在胰体尾部疼痛发生率为10%，且常在晚期才出现。

胰腺癌疼痛常发生在上腹部，常为持续性疼痛，过一段时间后疼痛逐渐加重。前屈时疼痛能减轻，后伸时加重，可与其他原因的上腹痛鉴别。其也可以引起下胸、上腰中线部背痛，严重时可向左或右两侧扩散。

4. 肾癌　血尿、腰痛、腹部肿块为肾癌三合征，其中血尿是最常见的症状，腰部疼痛多为隐痛，腰痛经常还会合并肠胃不适、恶心、呕吐。当肿瘤长到比较大时，在腹部或腰部可以摸到肿块。

5. 子宫内膜癌　疼痛多发生在晚期患者，由于肿瘤压迫神经而造成。疼痛可发生在腰骶部、下腹部，并可向腿部放射。

6. 卵巢癌　早期偶有下腹部不适或一侧下腹有坠痛感，当肿瘤向周围组织浸润或压迫神经时，可引起腹痛、腰痛或坐骨神经痛。如浸润压迫邻近脏器可引起腹痛、腰痛。

7. 多发性骨髓瘤　多侵犯颅骨、肋骨、脊柱与长骨的近侧端，偶尔也发生于其他组织。其临床特点有骨骼破坏、骨痛、病理性骨折、高钙血症、肾脏病变、感染等一系列临床表现。

8. 骨肉瘤　多发于10~25岁的少年或青年。长管状骨的干骺端为骨肉瘤最易发生的部位。约75%发生于股骨下端和胫骨上端。最早的主诉为持续的局部剧痛，夜间重。疼痛发生2~3个月后，局部或可摸到肿瘤，轻度压痛。

9. 肺癌　34.2%~62%的肺癌可引起胸痛，多数为隐痛，24%的患者以疼痛为首发症状。如果疼痛剧烈应考虑胸膜种植肋骨受侵的可能。晚期臂丛、交感神经和膈神经受侵可引起剧烈胸痛、呼吸肌麻痹、剧烈骨痛、头痛、肝区疼痛等。

10. 子宫颈癌　原位癌及早期浸润癌常无任何症状，多在普查中发现。晚期子宫颈癌可产生疼痛，主要是由于盆腔神经受到癌肿浸润或压迫。若闭孔神经、骶神经、大血管或骨盆壁受累时，可引起严重的疼痛，有时向下肢放射。

11. 气管癌　可以引起单侧耳或面痛，其特征为：单侧疼痛，初起位于耳周，以后疼痛范围弥散，局部检查无异常发现。这种疼痛是一种牵涉痛，与迷走神经感觉支〔阿诺德（Arnold）神经、迷走神经耳支分布于外耳及耳后区域的皮肤〕有关。

（二）肿瘤相关痛

1. 椎体转移瘤　肿瘤椎体转移常引起中度疼痛，椎弓根受累（常见的转移部位）可以伴有单侧神经痛。椎旁肿瘤引起的硬膜牵拉也可以引起单侧神经根痛。疾病进展可以引起椎体压缩骨折，引起单侧或双侧神经根，瘫痪或四肢麻痹。最常发生椎体转移的癌症为：肺癌、乳腺癌、肾癌、前列腺癌及甲状腺癌。

2. 肋骨转移瘤　肿瘤肋骨转移可以导致疼痛，特别是发生病理性骨折时。因腹直肌附着在下位肋骨的内侧，当体位改变时会牵拉骨折的肋骨产生严重的一过性疼痛。深呼吸、吃饭、咳嗽、大笑或转身时也可诱发严重的疼痛。最常发生肋骨转移的癌症为：乳腺癌、前列腺癌和多发性骨髓瘤。

3. 臂丛病变 癌症转移压迫臂丛可以导致上肢疼痛。臂丛病变是肺沟瘤、乳腺癌及淋巴瘤的常见并发症。肿瘤转移压迫臂丛所致疼痛常有发病早、疼痛严重及出现霍纳综合征的特点。

4. 腰骶丛病变 有骶部和下肢疼痛、无力的表现，其他特点包括：下肢肿、肛诊可触及包块、肾盂积水。多数患者诉有盆腔疼痛及下肢放射痛，数周到数月后出现感觉症状和无力。引起腰骶丛病变的肿瘤有：鞘内（脑脊膜转移）、硬膜外（椎旁转移、神经根挤压）、椎旁、梨状肌、肾床和腹膜后肿瘤。

5. 周围神经病变 肿瘤引起周围神经病变的发生率为1%~5%（非转移瘤），肺癌最多，其次是胃癌、结肠癌和乳腺癌。单纯感觉神经病变可因自发性自身免疫性背根神经节炎所致。最常见于小细胞肺癌，偶尔也见于乳腺癌、卵巢癌和结肠癌。

6. 膀胱痉挛 括约肌痉挛所致的疼痛表现为：耻骨上区持续数分钟到半小时的深部疼痛，有时放射至阴茎尖部，这常和引起疾病的原因有关。

（三）肿瘤治疗痛

1. 术后疼痛

（1）术后臂丛病变疼痛：手术时的牵拉伤（手术并发症）、慢性放射性纤维化（放射治疗并发症）可以引起癌症患者臂丛神经痛，与原发肿瘤没有关系。

（2）开胸手术后疼痛：疼痛于开胸手术后1~2个月发生，虽然是神经病理性疼痛，但其性质多为酸痛，疼痛发生区有感觉缺失。患者常诉为间断性刺痛，虽然常存有触诱发痛，但并不是主要问题。

（3）乳房切除术后疼痛：发生率为20%，依据引起疼痛的原因可分为腋后分离痛、乳房切除术后瘢痕痛和幻乳痛。腋后分离痛多发生在乳房切除术6个月内，位于第1~2肋间神经侧胸壁分离淋巴结的区域。疼痛性质为表浅的烧灼痛，伴相应区域的麻木，位于上臂内侧及其相对的外胸壁区域，也可以间歇性刺痛为主。有些患者合并有手的麻痹，这可能和亚临床病灶侵入臂丛有关。在乳腺癌患者中不到1/4的患者有同侧上肢痛。不累及腋窝的乳房切除术后痛可能是术后瘢痕痛，也可能是幻乳痛，位于乳房切除处的胸壁。

（4）盆腔内疼痛：有些患者有直肠胀痛感，类似于里急后重。除与局部肿物有关（直肠肿瘤或肿瘤复发累及骶前丛），也可能是直肠根治术后的一种幻痛现象。有时患者诉有严重的刺痛，这可能与直肠或盆腔壁肌肉痉挛有关。

直肠癌手术后早期的疼痛多数是神经痛，后期的疼痛是复发所致。多数患者在有明显的复发肿物之前可有数月的疼痛。

膀胱幻痛综合征常见，其多发于膀胱切除术后、脊髓横断及血液透析的患者。

2. 放疗与化疗后疼痛

（1）化疗后周围神经病变：是一种很常见的因治疗而导致的癌性疼痛，与化疗方案、暴露时间有关，铂类药物、长春新碱、紫杉醇类等药物的方案更高。其既可以引起急性神经病变的症状，如关节病、肌肉痛、咽喉不适等；也可以引起慢性神经病变的症状，如麻木、刺痛或疼痛症状。

（2）黏膜炎：是继发于局部放疗，一些化疗所致的黏膜损伤。口腔、鼻咽、食管炎症伴（或不伴）有继发感染所导致的疼痛情况。偶尔疼痛非常剧烈，以至于不能进食。

（3）激素假性关节炎：应用类固醇激素治疗的癌症患者有些会形成肌肉、关节、肌腱和骨骼的弥散性疼痛，伴有不适、无力、发热，甚至有时伴有神经、精神障碍。患者可能有痛性痉挛的经历，肌肉疼痛的性质可能是烧灼样，尤其是在肋间，这种综合征称为激素假性关节炎。

（4）缺血性骨坏死：应用激素治疗的患者可发生无菌性股骨头或肱骨头坏死。肩、臂或腿部疼痛是最常见的临床表现，有进行性关节活动受限，淋巴瘤患者中无菌性坏死也常见。

（5）便秘：部分癌性疼痛患者由于药物治疗可以导致严重便秘（药物治疗并发症），可导致小肠、直肠绞痛，也可以引起右髂窝处的疼痛。

（6）放射性神经痛：上肢疼痛及其他症状、体征可能预示臂丛受压迫或损伤。绝大多数患者有明确的头、颈、乳腺和气管转移的肿瘤。

（7）放射性脊髓病：放射性脊髓病中15%早期有疼痛症状。疼痛可能位于损伤的平面，也可能有牵涉痛，伴有损伤平面以下的感觉迟钝。临床上神经学体征早期主要为布朗-塞卡尔综合征（同侧运动麻痹，对侧感觉缺失），以后进展为完全横断性脊髓病。

（8）肠易激综合征：癌症患者中10%会发生肠易激综合征，共同的特征是腹痛和排便习惯改变。便秘、便稀、便频交替出现，有时伴有黏膜便。疼痛的性质有绞痛、痉挛性疼痛、酸痛、烧灼样痛及梗阻感。有些患者诉为持续性钝痛，伴发作性绞痛。排便常能缓解疼痛。多数患者有无症状期。

二、编码方法及其查找方法

癌性疼痛疾病根据临床主要诊断和治疗的不同，大致分为两种情况：一是患者入院主要症状为疼痛，临床治疗主要解决的也是疼痛问题，以疼痛为主要诊断；二是由于肿瘤化疗等诸多因素造成明确的疾病，疼痛为其具体的临床表现，则以这个明确的疾病为主要诊断。具体编码如下。

（一）诊断以疼痛为主

1. 癌性疼痛　临床诊断一般为疾病本身，如肺癌、肝癌等，根据入院后治疗情况进行准确编码。如针对癌性疼痛进行治疗，分类于 R52.2，必要时肿瘤本身编码作为附加编码；其他情况，依据肿瘤编码规则进行。

编码查找方法是在 ICD-10 第三卷中查找主导词"痛"，下面"-慢性 NEC"，获得编码 R52.2。

2. 神经病理性疼痛　编码查找方法是在 ICD-10 第三卷中查找主导词"痛"，下面"-神经 NEC"，获得编码 M79.2。

3. 术后疼痛综合征　急性分类于 R52.0，慢性分类于 R52.2。

（1）急性疼痛编码查找方法：是在 ICD-10 第三卷中查找主导词"痛"，下面"-急性 NEC"，获得编码 R52.0。

（2）慢性疼痛编码查找方法：是在 ICD-10 第三卷中查找主导词"痛"，下面"- 慢性 NEC"，获得编码 R52.2。

（二）诊断以疾病为主

举例说明如下。

例1：肿瘤所造成的膀胱痉挛

膀胱痉挛的编码查找方法是在 ICD-10 第三卷中查找主导词"痉挛"，下面"-膀胱（括约肌，外或内）"，获得编码 N32.8。

例2：肿瘤化疗后造成的肠易激综合征

在 ICD-10 第一卷中，有关肠易激综合征的分类如下。

K58　肠易激综合征

K58.0　肠易激综合征伴有腹泻

K58.9　肠易激综合征不伴有腹泻

肠易激综合征的编码查找方法是在 ICD-10 第三卷中查找主导词"综合征"，如果不伴有腹泻，查找"-过敏性--大肠"，获得编码 K58.9；如果伴有腹泻，查找"-过敏性--大肠---伴有腹泻"，获得编码 K58.0。

（赵序利　林炜炜　边　鹏）

第五章　血管性疼痛疾病

第一节　偏头痛

偏头痛是由于头颅血管舒缩功能紊乱和某些体液物质暂时性改变所引起的反复发作性搏动性头痛，可为一侧或者两侧颞部疼痛。发作前可有情绪变化，视觉症状及感觉异常的先兆症状，发作时常伴有呕吐。偏头痛多起病于儿童和青春期，中青年期达发病高峰，女性多发，男女患者比例为 1 ：（2~3），人群中患病率为 5%~10%，常有遗传背景。偏头痛是一类有家族发病倾向的周期性发作疾病。WHO 把严重偏头痛与四肢瘫痪、精神障碍、痴呆并列为最严重的慢性功能障碍性疾病。

一、病因病理

1. 病因　偏头痛是由于发作性血管舒缩功能不稳定及某些体液物质暂时性改变所致的一种伴或不伴脑及自主神经系统功能暂时性障碍的头痛，分型较多，但在实际临床中，很少仅有单一类型的偏头痛存在，常常表现为几个类型的偏头痛，甚至和其他类型头痛如紧张型头痛等同时存在。偏头疼的病因目前尚不清楚，但可能与下列因素有关。

（1）遗传：约 60% 的偏头痛患者有家族史，患者的父母、子女及兄弟姐妹（同父母）发生偏头痛的风险是一般人群的 3~6 倍。

（2）内分泌与代谢：女性多见，始于青春期，常在月经期发作，妊娠期或绝经后发作减少或停止，提示内分泌与代谢的影响。

（3）饮食与药物：某些食物可诱发偏头痛，如含酪胺的奶酪、含亚硝酸盐防腐剂的肉类（如热狗或熏肉）、含苯乙胺的巧克力、食品添加剂（如谷氨酸钠、味精）及红酒等。药物包括口服避孕药、血管扩张剂（如硝酸甘油）等。

（4）其他：禁食、情绪紧张、强光均可诱发。

2. 发病机制　近年来，偏头痛这一领域的基础及临床研究有了很大进展，但偏头痛的发病机制尚不十分清楚，目前主要有以下几种学说。

（1）血管学说：传统血管学说认为偏头痛是原发性血管疾病。颅内血管收缩引起偏头痛先兆症状，随后颅外、颅内血管扩张，血管周围组织产生血管活性多肽，导致无菌性炎症而诱发搏动性的头痛。颈动脉和颞浅动脉局部压迫、血管收缩剂麦角生物碱如麦角胺可缓解发作期头痛支持这一理论。神经影像学的发展，如经颅多普勒（transcranial

Doppler，TCD）、正电子发射断层显像（positron emission tomography，PET）等的临床应用，进一步发展了血管源学说，提出先兆型和无先兆型偏头痛是血管痉挛程度不同的同一疾病。各种神经元对缺血的敏感性不同，先兆症状的出现是由于血管收缩，血流量降低后，视觉皮层的神经元对缺血最敏感，因此视觉先兆最先出现，然后越来越多的神经元功能受到影响，再逐渐出现手指发麻等其他神经系统症状。

（2）神经学说：神经学说认为偏头痛发作时神经功能的变化是首要的，血流量的变化是继发的。偏头痛先兆是由皮质扩展性抑制（cortical spreading depression，CSD）引起的。CSD是指各种有害刺激引起的起源于大脑后部皮质（枕叶）的神经电活动抑制带，此抑制带以 2~5 mm/min 的速度向邻近皮质扩展，并伴随出现扩展性血量减少。两者均不按照脑动脉分布扩展，而是按大脑皮质细胞构筑模式进行，向前扩展一般不超越中央沟。CSD 能很好地解释偏头痛先兆症状。另外，5-羟色胺（5-HT）参与头痛发生。头痛发作开始时，5-HT 从血小板中释出，直接作用于颅内小血管使之收缩，并附于血管壁上。当血浆 5-HT 浓度下降时，它作用于大动脉张力性收缩性作用消失，血管壁扩张出现头痛。5-HT 既是一种神经递质，又是一种体液介质，对神经和血管均有影响。治疗偏头痛的曲坦类药物就是中枢性 5-HT 受体激动剂或部分激动剂。这证实神经功能紊乱参与偏头痛的发作过程。

（3）三叉神经血管学说：该学说解剖生理基础是三叉神经血管复合体。颅内痛觉敏感组织如脑血管、脑膜血管、静脉窦，其血管周围神经纤维随三叉神经眼支进入三叉神经节，或从颅后窝进入第1、2颈神经后根；两者在三叉神经节和第1、2颈神经神经节换元后，发出神经纤维至三叉神经颈复合体，后者由三叉神经脊束核尾端与第1、2颈神经后角构成；三叉神经颈复合体发出神经纤维，经脑干交叉后投射至丘脑。该学说的周围疼痛机制认为，三叉神经节损害可能是偏头痛产生的神经基础。当三叉神经节及其纤维受刺激后，可引起 P 物质、降钙素基因相关肽和其他神经肽释放增加。这些活性物质作用于邻近脑血管壁，可引起血管扩张而出现搏动性头痛，还可使血管通透性增加，血浆蛋白渗出，产生无菌性炎症，并刺激痛觉纤维传入中枢，形成恶性循环。

（4）生化学说：包括一氧化氮、镁、多巴胺和 Gi 蛋白等物质。①一氧化氮可作用于血管内皮，强烈扩张血管，在神经源性炎症中参与三叉神经纤维上血浆蛋白外漏，还可促进钙内流及加强一氧化氮合成酶的活性，而且可转化为羟基并介导组织受损，参与偏头痛的发病。②有学者发现偏头痛患者间歇期血清与唾液中镁离子含量均低，单核细胞镁含量也下降。镁缺乏可引起线粒体氧化磷酸化异常及神经元极化不稳定，从而导致神经元兴奋性增加，使脑易于自发或在某些触发因素下形成 CSD 而引起偏头痛发作。在偏头痛和丛集性头痛患者中发现游离镁离子和 ATP 代谢能量释放的明显减少，并且偏头痛患者的 ATP 代谢能量释放量和游离镁离子的浓度均与患者临床显性严重程度呈现一致的趋势。这些结果表明在线粒体功能障碍的组织中游离镁离子浓度的降低与生物能量代谢有关，导致头痛发作。③偏头痛患者中绝大多数症状可通过刺激多巴胺能系统诱发，而多巴胺受体尤其是 D 受体拮抗剂治疗偏头痛有效。有关遗传学资料表明，典型偏头痛患者中多巴胺受体基因有变异，这可能是某些偏头痛发病的重要原因。④Gi 蛋白在痛觉过程中的调节作用已经被广泛证明。近来有关学者研究发现在无先兆性偏头痛、先兆型偏头痛、丛集性头痛患者的淋巴细胞中 Gi 蛋白缺乏或功能低下，同时有环腺苷酸（cyclic adenosine monophosphate，cAMP）的水平比对照者增高约 4 倍，表明 Gi 蛋白功能低下可能为偏头痛和丛集性头痛的发病机制之一。

二、辅助检查

1. 实验室检查　如血常规、尿常规、电解质及脑脊液检查，排除器质性病变。

2. 其他辅助检查　脑电图、脑血流图、颅脑 CT 或 MRI，必要时行脑血管造影检查，均具有重要的鉴别诊断意义。

三、诊断依据

1. 无先兆偏头痛诊断标准

（1）至少有 5 次发作符合下面（2）~（4）项标准。

（2）头痛发作持续时间为 4~72 h（未经治疗或治疗无效者）。

（3）头痛至少具有下列特点中的 2 项：①局限于单侧；②搏动性质；③程度为中度或重度（日常活动受限或停止）；④因上楼梯或其他类似日常躯体活动而加重。

（4）头痛期至少具有下列中的 1 项：①恶心和（或）呕吐；②畏光和怕声。

（5）至少具有下列中的 1 项：①病史、体检和神经系统检查不提示症状性头痛；②病史和（或）体检和（或）神经系统检查提示症状性头痛，但可被适当的检查排除；③有症状性头痛的表现，但偏头痛首次发作与症状性头痛在时间上无明确关系。

2. 有先兆偏头痛诊断标准

（1）至少有 5 次发作符合下面（2）项标准。

（2）至少具有下列 4 项特点中的 3 项：①有 1 种或多种完全可逆的先兆症状，表现为局灶性大脑皮质和（或）脑干的功能障碍；②至少有 1 种先兆症状逐渐发生，持续时间超过 4 min，或者有 2 种以上先兆症状连续发生；③先兆症状持续时间不超过 60 min，如果先兆症状超过 1 种，症状持续时间则相应增加；④头痛发生在先兆之后，间隔时间少于 60 min。

四、编码方法

在 ICD-10 第一卷中，偏头痛的具体分类如下。

G43　偏头痛

G43.0　偏头痛不伴有先兆［普通偏头痛］

G43.1　偏头痛伴有先兆［典型偏头痛］

G43.2　偏头痛状态

G43.3　复杂性偏头痛

G43.8　其他的偏头痛

G43.9　未特指的偏头痛

五、编码查找方法

偏头痛的编码查找方法是在 ICD-10 第三卷中查找主导词"偏头痛（特发性）"，下面根据偏头痛的类型分类于 G43 相应的亚目中。

第二节 雷诺综合征

雷诺（Raynaud）综合征是由于支配周围血管的交感神经功能紊乱引起肢端小动脉痉挛，从而导致手或足部一系列皮肤颜色改变的综合征。常于寒冷刺激或情绪激动等因素影响下发病。

本病最先由法国医生 Maurice Raynaud 于 1862 年报道，随后被命名为"雷诺病"，后来发现能引起肢端血管痉挛的原因有多种，而非单一疾病。传统上将雷诺症状者分为两种类型：①原发性，即雷诺病，指不能找到任何潜在疾病而症状和病情缓和者。②继发性，又称雷诺现象，指患一种或几种疾病，症状和病程比较严重者。目前多已把雷诺病和雷诺现象归并，统称为雷诺综合征。

一、病因病理

1. 病因 雷诺综合征主要为肢端小动脉的痉挛，其病因未完全明确，可能与下列因素有关。

（1）中枢神经系统功能失调，使交感神经功能亢进。

（2）血循环中肾上腺素和去甲肾上腺素含量增高。

（3）病情常在月经期加重，妊娠期减轻，可能与内分泌有关。

（4）肢体小动脉本身的缺陷，对正常生理现象表现反应过度。

（5）有学者认为，初期是肢端小动脉对寒冷有过度反应，其后由于长期的血管痉挛，使动脉内膜增生、血流不畅，若再有使肢端小动脉血流减少的各种生理因素，即可作用于病变动脉而引起发作。

（6）患者常有家族史，可能与遗传有关。

（7）免疫和结缔组织病，如系统性红斑狼疮、硬皮病、结节性多动脉炎、皮肌炎、类风湿关节炎、多肌炎、混合性结缔组织病、乙型肝炎抗原所致的血管炎、药物所致的血管炎及干燥综合征（舍格伦综合征）等。

（8）阻塞性动脉病变，如闭塞性动脉硬化、血栓闭塞性血管炎等。

（9）物理因素，如振动性损伤、直接的动脉创伤、寒冷损伤等。

（10）某些药物如麦角、β 受体阻滞剂、细胞毒性药物、避孕药等，以及有害元素铅、铊、砷等和致癌物质聚氯乙烯中毒所致。

（11）影响神经血管机制的因素，如颈肋、前斜角肌综合征，胸廓出口综合征，拐杖使用不当压迫腋部，肿瘤压迫臂丛和锁骨下血管，颈椎炎或髓核破裂，周围神经炎，脊髓空洞症或脊髓痨等。

（12）血液中冷凝集素增多或冷球蛋白血症，真性红细胞增多症，阵发性血红蛋白尿等。

（13）有些与偏头痛和变异性心绞痛有关。

2. 发病机制　近年来免疫学的进展表明，绝大多数雷诺综合征患者有许多血清免疫方面的异常，抗体超过同种核组成。患者血清中可能有抗原-抗体免疫复合体存在，可通过化学传递质或直接作用于交感神经终板，导致血管痉挛性改变。临床上使用阻滞交感神经终板的药物后，雷诺症状可完全缓解。

苍白、青紫和潮红为雷诺综合征皮色改变的三个阶段：皮色苍白是由于指（趾）端小动脉和小静脉痉挛，导致毛细血管灌流缓慢，因而皮肤血管内血流减少或缺乏。几分钟后，由于缺氧和代谢产物积聚，使毛细血管可能还包括小静脉在内稍为扩张，有少量血液流入毛细血管，迅速脱氧后，引起青紫。当动脉痉挛已消退而静脉痉挛仍然存在时即出现青紫。肢端血管痉挛解除，大量血液进入扩张的毛细血管即出现反应性充血，皮色转为潮红。当有正常量的血流通过小动脉，毛细血管灌流正常，发作停止，皮色恢复正常。

二、辅助检查

1. 实验室检查　提示全身结缔组织疾病的抗核抗体、类风湿因子免疫球蛋白电泳、补体值、抗天然 DNA 抗体、冷球蛋白及库姆斯试验等，应作为常规检查。

2. 特殊检查

（1）冷激发试验：正常人指端循环在 $0 \sim 2$ min 恢复到基线，而雷诺综合征患者，指端循环恢复到正常所需时间明显延长（超过 5 min）。正常人指端动脉波呈双向形，即具有主峰波和重波。而雷诺综合征患者动脉波呈单向形，波峰低钝平坦，甚至消失。此试验方法还可用于评估治疗效果，倘若患者用药后症状好转，指端循环恢复时间将缩短。

（2）手指温度恢复时间测定：手指受冷降温后 95% 的正常人手指温度在 15 min 内恢复到基线，而绝大多数雷诺综合征患者，手指温度恢复到正常所需时间超过 20 min，该试验还可用于估计治疗效果。

（3）手指动脉造影：必要时，做上肢动脉造影，了解手指动脉情况，有助于确诊雷诺综合征。还能显示动脉是否有器质性病变。动脉造影不仅是一种损伤性的检查方法，而且比较复杂，因此，不宜作为常规检查。

（4）在特殊检查中，测定上肢神经传导速度，以发现可能存在的腕管综合征。手部 X 线平片有助于发现类风湿性关节炎和手指钙化症。

三、诊断依据

雷诺综合征的诊断依据包括以下几个方面。

（1）肢端皮肤在发作时有间歇性颜色变化。

（2）好发于女性，年龄一般在 $20 \sim 40$ 岁。

（3）常见双侧肢体受累，呈对称性。

（4）寒冷刺激可诱发症状发作。

（5）少数晚期病例可有指动脉闭塞和（或）手指皮肤硬化、肢端浅表性溃疡或坏疽。

（6）排除其他相关性疾病。

四、编码方法

在 ICD-10 第一卷中，雷诺综合征归属于其他周围血管疾病，具体分类如下。

I73   其他周围血管疾病

I73.0   雷诺综合征

I73.1   血栓闭塞性血管炎［伯格］

I73.8   其他特指的周围血管疾病

I73.9   未特指的周围血管疾病

五、编码查找方法

雷诺综合征的编码查找方法是在 ICD-10 第三卷中直接以病名"雷诺病、雷诺坏疽、雷诺现象或雷诺综合征"为主导词进行查找，获得编码 I73.0。

第三节   血栓闭塞性血管炎

血栓闭塞性血管炎简称血管炎，是指周围血管（中、小动脉及静脉）的一种慢性持续性、进行性的血管炎症病变，病变累及血管全层，导致血栓形成使血管腔闭塞。多发生于青壮年男性，多有重度嗜烟历史。

血栓闭塞性血管炎典型的临床表现为间歇性跛行、休息痛及游走性血栓性静脉炎。该病主要侵及四肢，尤其是下肢的中、小动脉及其伴行的静脉和皮肤浅静脉，受累血管呈现血管壁全层的非化脓性炎症，血管腔内有血栓形成，血管腔呈现进行性狭窄以至完全闭塞，引起肢体缺血而产生疼痛，严重者肢端可发生不易愈合的溃疡及坏疽。可能导致永久性功能障碍或肢体丢失，甚至死亡。

一、病因病理

1. 病因   血栓闭塞性血管炎的病因至今尚不清楚，一般认为与下列因素有关。

（1）吸烟：综合国内外资料，血栓闭塞性血管炎患者中吸烟者占 60%~95%。临床观察发现，戒烟能使血栓闭塞性血管炎患者的病情得到缓解，再度吸烟又可使病情恶化。Erb 等在鼠的动物实验中发现，烟草浸出液能引起血管病变。Harkavy 等用烟草浸出液做皮内试验发现，血栓闭塞性血管炎患者阳性率达 78%~87%，而正常人仅为 16%~46%。但吸烟者中发生血栓闭塞性血管炎的毕竟还是少数，部分血栓闭塞性血管炎患者亦无吸烟史。因此，吸烟可能是血栓闭塞性血管炎发病的一个重要因素，但不是唯一的病因。

（2）寒冷、潮湿、外伤：我国血栓闭塞性血管炎的发病率以比较寒冷的北方为高。流行病学调查发现，80%的血栓闭塞性血管炎患者发病前有受寒和受潮史；部分患者有外伤史。可能是这些因素引起血管痉挛和血管内皮损伤，并导致血管炎症和血栓闭塞。

（3）感染、营养不良：临床观察发现，许多血栓闭塞性血管炎患者有反复的霉菌感染史。Thompson 发现血栓闭塞性血管炎患者的皮肤癣菌素试验阳性率为 80%，而对照组仅 20%。Craven 认为，人体对霉菌的免疫反应，诱发血液纤维蛋白原增高和高凝状态可能与血栓闭塞性血管炎的发病有关。

许多国家的学者发现，血栓闭塞性血管炎在经济收入和生活水平低下的人群中多见。Hill 等分析了印尼的血栓闭塞性血管炎后发现，大多数患者的饮食中缺乏蛋白质，尤其是必需氨基酸。还有人在做大白鼠试验时发现，饮食中缺乏维生素 B_1 和维生素 C 可诱发大白鼠的血管炎。因此，蛋白质、维生素 B_1 和维生素 C 缺乏可能与本病有关。

（4）激素紊乱：血栓闭塞性血管炎患者绝大多数为男性（80%～90%），而且都在青壮年时期发病。有人认为，前列腺功能紊乱或前列腺液丢失过多，可使体内具有扩张血管和抑制血小板聚集作用的前列腺素减少，并有可能使周围血管舒缩功能紊乱、血栓形成，从而导致本病。

（5）遗传：血栓闭塞性血管炎患者中 1%～5% 有家族史。不少学者发现人类白细胞抗原（HLA）的某些特殊位点与血栓闭塞性血管炎的发病有关。日本学者发现血栓闭塞性血管炎患者的 HLA-J-1-1 阳性率为 46%，而正常人仅 18%。另有报道，血栓闭塞性血管炎患者的 HLA-BW54、HLA-BW52 和 HLA-A 阳性率增高。其中 HLA-J 和 HLA-BW54 均受遗传因子支配。

（6）血管神经调节障碍：自主神经系统对内源性或外源性刺激的调节功能紊乱，可使血管容易处于痉挛状态。长期血管痉挛可使血管壁受损、肥厚，容易形成血栓导致血管闭塞。

（7）自身免疫功能紊乱：近年来，自身免疫因素在血栓闭塞性血管炎发病中所起的作用日益受到重视。Gulati 等发现血栓闭塞性血管炎患者血清中 IgG、IgA、和 IgM 明显增加，而补体 CH50 和 C3 则减少，并在患者的血清和病变的血管中发现抗动脉抗体和对动脉有强烈亲和力的免疫复合物。由此形成的免疫复合物沉积于患者的血管导致血管炎症反应和血栓形成。

2. 病理 血栓闭塞性血管炎主要发生在中、小动脉，以下肢血管为主，病情进展可累及上肢，如胫前、胫后，尺动脉、桡动脉或腘动脉、股动脉、髂动脉；累及心、肠、肾等内脏血管较罕见。

病理变化主要是非化脓性全层血管炎症伴血栓形成和血管腔阻塞，而且呈节段性，节段之间内膜有正常血管，病变和正常部分的界线分明，其病理变化分为三个时期。

（1）急性活动期：为急性全层血管炎症，有组织细胞、中性粒细胞和巨细胞广泛浸润。内膜可发现内皮细胞增生，伴有少量淋巴细胞浸润，内膜弹力层完整；中层有纤维组织增生，毛细血管扩张，肌肉层完整；外层有广泛性纤维细胞增生。血管腔内血栓含有许多内皮细胞和成纤维细胞，可见中性粒细胞浸润，发病同时伴行的静脉和浅静脉也可发病。

（2）消退期：急性炎症消退，炎性浸润细胞全部被淋巴细胞代替。动脉内膜弹力层增厚；中层布满滋养血管，有少量成纤维细胞；外层纤维组织增生，含大量成纤维细胞。

（3）稳定期：炎症基本消失，机化血栓被纤维组织代替，有新生毛细血管形成，可使血栓机化再通。中层完整，血管壁和内膜结构仍保存，内膜弹力层可增厚。病变后期，血管壁和血管周围组织呈广泛纤维化，动脉、静脉和神经被纤维组织包绕形成一节段闭塞的硬索状物。

静脉受累时的病理变化与动脉相似，但内膜层和血栓周围有较多的巨细胞、白细胞和淋巴细胞，中层有更多的成纤维细胞、白细胞和淋巴细胞，外层则有广泛的成纤维细胞增生。

在血管内由血栓造成闭塞的同时，侧支循环可逐渐建立，但常呈不完全代偿。因此，肢体处于动脉供血障碍状态，表现为组织慢性、进行性缺血，肢体皮肤萎缩、干燥，汗毛脱落，指（趾）甲生长慢、畸形，肌肉萎缩，骨质疏松。皮下脂肪吸收或纤维化，甚至累及神经，产生神经纤维化、神经炎，神经与其细胞体分离变性。后期可发生组织坏疽。

二、辅助检查

四肢动脉造影可显示动脉阻塞部位和侧支循环情况，可与闭塞性动脉硬化症的表现很相似。在血栓闭塞性血管炎，动脉造影可发现血管腔变狭小，至后期一段血管呈完全闭塞。在闭塞处之上血管腔较光滑、无充盈残缺现象，其血管并不呈扭曲状。血栓闭塞性血管炎与闭塞性动脉硬化症都可产生侧支循环。

三、诊断依据

血栓闭塞性血管炎的诊断依据包括以下方面。

（1）好发于 20~40 岁的男性，女性罕见。

（2）患者多为吸烟者，并且多半吸烟与症状加重有关。一般无高血压、糖尿病及高血脂、动脉硬化的病史。

（3）初发时多为单侧下肢，以后常可累及对侧下肢，严重时上肢也可受累。

（4）具有肢体慢性缺血的表现，如发凉、疼痛、麻木、皮肤颜色的改变、动脉搏动的减弱或消失，以及间歇性跛行、肢体的坏死与溃疡。

（5）病情可有周期性稳定和发作反复交替，肢体的循环逐渐恶化，最终坏疽。

（6）部分患者有游走性浅静脉炎的病史。

（7）病理改变为血管壁的全层炎症，一般见不到动脉粥样硬化的改变。

（8）动脉造影时，可显示血管走行突然中断，或竹尖样变细，见不到虫蚀样缺损。

四、编码方法

在 ICD-10 第一卷中，血栓闭塞性血管炎归属于其他周围血管疾病，具体分类如下。

I73　其他周围血管疾病

I73.0　雷诺综合征

I73.1　血栓闭塞性血管炎 ［伯格］

I73.8　其他特指的周围血管疾病

I73.9　未特指的周围血管疾病

五、编码查找方法

血栓闭塞性血管炎的编码查找方法是在 ICD-10 第三卷中直接以病名"血栓闭塞性血管炎 ［伯格（Buerger）病］（全身性）"为主导词进行查找，获得编码 I73.1。

第四节　红斑性肢痛症

红斑性肢痛症是一种原因不明的末梢血管舒缩功能障碍性疾病，临床特征为肢端皮肤烧灼样疼痛，皮肤温度增高和发红，多发生于双足，手部少见。以青壮年多见，是一种少见疾病。

一、病因病理

红斑性肢痛症病因未明，可能是由于周围性自主神经功能障碍，使末梢血管运动功能失调，肢端小动脉极度扩张，造成局部血流量显著增加，局部充血，血管内张力增加，压迫和刺激邻近神经末梢而产生剧烈疼痛等临床症状。常因气温骤降受寒或长时间行走等诱发。

原发性红斑性肢痛症病因不明，原发性不伴有其他疾病，约占 60%，现在普遍认为原发性红斑性肢痛症是一种常染色体显性基因遗传病，遗传学研究表明其易感基因在染色体 2q31-32 上。继发性红斑性肢痛症主要继发于真性红细胞增多症、甲状腺功能亢进、系统性红斑狼疮、类风湿关节炎、恶性贫血及血栓闭塞性血管炎等自身免疫性疾病。还可继发于多发性脊髓硬化、糖尿病、获得性免疫缺陷综合征、一氧化碳中毒、心力衰竭、高血压、痛风及轻型蜂窝织炎等疾病。

二、辅助检查

1. 实验室检查

（1）血常规：继发性红斑性肢痛症常有血小板增多及红细胞增多。

（2）血生化常规：血生化检查及脑脊液常规检查多无特异性，但继发性红斑性肢痛症与原发病相关，药物和毒物检测具有鉴别诊断意义。

（3）血清 5-HT 检测：5-HT 可增高。

2. 微循环检查　可见肢端微血管对温热反应增强，毛细血管内压升高，血管腔明显扩张，甲皱毛细血管襻模糊不清。

3. 皮肤临界温度试验　将手或足浸泡在 32~36 ℃水中，若有症状出现或加重，即为阳性。

三、诊断依据

红斑性肢痛症的诊断依据包括以下方面。

（1）肢端阵发性红、肿、热、痛症状。

（2）无局部感染。

（3）受热后疼痛加剧，冷敷后疼痛减轻。

（4）排除血栓闭塞性血管炎、糖尿病周围神经病变及雷诺病等。

四、编码方法

在 ICD-10 第一卷中，红斑性肢痛症归属于其他周围血管疾病，具体分类如下。

I73　　其他周围血管疾病

I73.0　　雷诺综合征

I73.1　　血栓闭塞性血管炎［伯格］

I73.8　　其他特指的周围血管疾病

I73.9　　未特指的周围血管疾病

五、编码查找方法

红斑性肢痛症的编码查找方法是在 ICD-10 第三卷中直接以病名"红斑性肢痛症（红斑性肢痛病）"为主导词进行查找，获得编码 I73.8。

（于俊敏　林炜炜　边　鹏）

第六章 精神源性疼痛疾病

疼痛的原因既可以是器质性疾病，也可能是精神疾病或心理因素所致，后者可称为精神源性疼痛。现今，不论从临床医师角度还是从患者角度，大都比较重视躯体疾病和来自外部损伤等器质性病灶原因。然而，疼痛也可以是精神因素即心理应激的"果"，即精神疾病所致。这种疼痛在临床上找不到器质性病灶，也找不到损伤性刺激产生的部位。为治疗疼痛，患者四处奔波，但常不易接受疼痛是由精神因素所致的理念与治疗。

本章节介绍的疾病引起的精神源性疼痛，需根据临床治疗情况确定主要诊断的选择。若患者来院主要治疗疾病本身，以疾病本身编码为主，疼痛为辅；若患者来院主要解决疼痛问题，以疼痛为主，必要时疾病本身为辅。

第一节 抑郁症

抑郁症是日常生活中比较多发的精神疾病，以显著而持久的心境低落为主要临床特征，且心境低落与其处境不相称，严重者可出现自杀念头和行为。

一、病因病理

1. 遗传因素　如果家族中有抑郁症的患者，那么家庭成员患抑郁症的概率较高，这可能是遗传导致了抑郁症易感性升高。

2. 生物化学因素　有证据表明，脑内生化物质的紊乱是抑郁症发病的重要因素。

3. 心理应激和药物反应　绝望、失恋、人际关系紧张、经济困难，或生活方式的巨大变化，这些都会诱发抑郁症。

4. 性格因素　某些性格特征的人很容易患上抑郁症，如遇事悲观，自信心差，对生活事件把握性差，过分担心。这些性格特点会使心理应激事件的刺激加重，并干扰个人对事件的处理。这些性格特征多是在儿童少年时期养成的，这个时期的精神创伤影响很大。

5. 疾病　罹患慢性疾病如癌症与阿尔茨海默病的患者，得抑郁症的概率较高。

二、诊断依据

抑郁发作以心境低落为主，与其处境不相称，可以从闷闷不乐到悲痛欲绝，甚至发生木僵。严重者可出现幻觉、妄想等精神病性症状。某些病例的焦虑与运动性激越很显著。

1. 症状标准　以心境低落为主，并至少有下列中的 4 项。

（1）兴趣丧失、无愉快感；

（2）精力减退或疲乏感；

（3）精神运动性迟滞或激越；

（4）自我评价过低、自责，或有内疚感；

（5）联想困难或自觉思考能力下降；

（6）反复出现想死的念头或有自杀、自伤行为；

（7）睡眠障碍，如失眠、早醒，或睡眠过多；

（8）食欲降低或体重明显减轻；

（9）性欲减退。

2. 严重标准　社会功能受损，给本人造成痛苦或不良后果。

3. 病程标准

（1）符合症状标准和严重标准至少已持续 2 周。

（2）可存在某些分裂性症状，但不符合分裂症的诊断。若同时符合分裂症的症状标准，在分裂症状缓解后，满足抑郁发作标准至少 2 周。

4. 排除标准　排除器质性精神障碍或精神活性物质和非成瘾物质所致抑郁。

本抑郁发作标准仅适用于单次发作的诊断。

三、编码方法

1. 精神源性疼痛　在 ICD-10 第一卷中，归属于躯体形式障碍，具体分类如下。

F45　躯体形式障碍

F45.0　躯体化障碍

F45.1　未分化的躯体形式障碍

F45.2　疑病障碍

F45.3　躯体形式的自主神经功能紊乱

F45.4　持久的躯体形式的疼痛障碍

F45.8　其他的躯体形式障碍

F45.9　未特指的躯体形式障碍

2. 抑郁症　在 ICD-10 第一卷中的有关具体分类如下。

F32　抑郁发作

F32.0　轻度抑郁发作

F32.1　中度抑郁发作

F32.2　不伴有精神病性症状的重度抑郁发作

F32.3　伴有精神病性症状的重度抑郁发作

F32.8　其他的抑郁发作

F32.9　未特指的抑郁发作

F33 复发性抑郁障碍

F33.0 复发性抑郁障碍，目前为轻度发作

F33.1 复发性抑郁障碍，目前为中度发作

F33.2 复发性抑郁障碍，目前为不伴有精神病性症状的重度发作

F33.3 复发性抑郁障碍，目前为伴有精神病性症状的重度发作

F33.4 复发性抑郁障碍，目前为缓解状态

F33.8 其他的复发性抑郁障碍

F33.9 未特指的复发性抑郁障碍

四、编码查找方法

1. 精神源性疼痛 编码查找方法是在 ICD-10 第三卷中直接查找主导词"精神性疼痛"，获得编码 F45.4。

2. 抑郁症 编码查找方法是在 ICD-10 第三卷中直接以"抑郁，忧郁"为主导词，下面根据不同的临床表现获得不同的编码。

抑郁症编码还需注意，如果是产后、产褥期的抑郁症，应该归类在"F53 与产褥期有关的精神和行为障碍，不可归类在他处者"。编码查找方法是在 ICD-10 第三卷中直接以病名"抑郁，忧郁"为主导词，下面"-产后，产褥期"，获得编码 F53.0。

第二节　癔　症

癔症又称歇斯底里，是一类由精神因素，如重大生活事件、内心冲突、情绪激动、暗示或自我暗示，作用于易病个体引起的精神障碍。主要表现为各种各样的躯体症状、意识范围缩小，选择性遗忘或精神暴发等精神症状，但无相应的器质性损害作为病理基础。

一、病因病理

1. 精神刺激 使患者感到委屈、气愤、精神紧张、恐惧等精神刺激或重大生活事件，往往是本症发病的直接原因或第一次发病的诱因。有部分患者在以后的发作中可无明显的诱发因素，而是通过触景生情或联想，或自我暗示而发病。童年期的创伤性经历，如遭受精神虐待、躯体或性摧残，则是后来发生转换性和分离性癔症的重要原因之一，但躯体化障碍的发病与精神因素关系多不明显。

2. 心理素质 精神因素是否引起癔症及引发何种癔症与患者心理素质有关，一般来说，具有癔症性格的人遇有精神刺激，易发生癔症。

3. 遗传因素 对于本症遗传研究结果颇不一致，总的来说，男性患者一级亲属的患病率为 2.4%，女性患者则为 6.4%，高于一般人群的患病率。说明癔症存在遗传因素影响，而对双生子的研究不能支持本症的遗传假说。

4. 其他易感因素 文化水平低，迷信观念重及完全依赖丈夫供养的妇女，或是青

春期、更年期的妇女，易患癔症。

二、诊断依据

1. 症状标准

（1）有心理社会因素作为诱因，并至少有下列 1 项症状：①癔症性遗忘；②癔症性漫游；③癔症性多重人格；④癔症性精神病；⑤癔症性运动和感觉障碍；⑥其他癔症形式。

（2）没有可解释上述症状的躯体疾病。

2. 严重标准　社会功能受损。

3. 病程标准　起病与应激事件之间有联系，病程多反复迁延。

三、编码方法

在 ICD-10 第一卷中，癔症具体分类如下。

F44　分离［转换］性障碍

F44.0　分离性遗忘

F44.1　分离性神游

F44.2　分离性木僵

F44.3　昼游和附体障碍

F44.4　分离性运动障碍

F44.5　分离性抽搐

F44.6　分离性感觉麻木和感觉丧失

F44.7　混合性分离［转换］性障碍

F44.8　其他的分离［转换］性障碍

F44.9　未特指的分离［转换］性障碍

四、编码查找方法

1. 精神源性疼痛　编码查找方法是在 ICD-10 第三卷中直接查找主导词"精神性疼痛"，获得编码 F45.4。

2. 癔症　编码查找方法是在 ICD-10 第三卷中直接以"癔症，癔症性"为主导词进行查找，在其下面根据不同的类型获得不同的编码。

第三节　焦虑症

焦虑症是焦虑性神经症的简称，是以焦虑为主要特征的神经症。其表现为没有事实根据也无明确客观对象和具体观念内容的提心吊胆和恐惧不安的心情，还有自主神经症状和肌肉紧张，以及运动性不安。本症分为惊恐障碍和广泛性焦虑两种形式。

一、病因病理

1. 遗传因素　已有的资料支持遗传因素在焦虑障碍的发生中起一定作用，但多数群体研究未能区分广泛性焦虑和其他形式的焦虑障碍。

2. 生化因素　研究证实乳酸盐、去甲肾上腺素和 5-羟色胺与焦虑症的发生、发展和转归有关，但确切机制尚不清楚。

此外，有关多巴胺、γ-氨基丁酸、苯二氮䓬受体等与焦虑的关系的研究众多，不过尚难有一致性的结论。

3. 心理因素　认知过程，或者是思维，在焦虑症状的形成中起着极其重要的作用。在有应激事件发生的情况下，更有可能出现焦虑症。

二、诊断依据

焦虑症的正确诊断基于对病史、症状、体征的全面掌握，采集临床资料应注意：①详细了解患者的主观感受，焦虑和担心症状是否与坐立不安、容易疲劳、难以集中注意力、易激惹、神经病学肌肉紧张、睡眠问题并存；②详细观察了解患者的外表、行为、语言、思维内容、智力功能、对疾病的认识、判断力、社会适应功能情况；③伴发神经系统疾病的情况，收集区分躯体疾病焦虑、精神疾病焦虑、原发性焦虑症的资料；④选择合适的量表评定焦虑状况，根据评定结果，参考常模值、焦虑水平的界值，了解患者焦虑的程度或做出辅助性诊断。

三、编码方法

在 ICD-10 第一卷中，焦虑症具体分类如下。

F41　其他焦虑障碍

F41.0　惊恐障碍 ［间歇发作性焦虑］

F41.1　广泛性焦虑障碍

F41.2　混合性焦虑和抑郁障碍

F41.3　其他的混合性焦虑障碍

F41.8　其他特指的焦虑障碍

F41.9　未特指的焦虑障碍

四、编码查找方法

1. 精神源性疼痛　编码查找方法是在 ICD-10 第三卷中直接查找主导词"精神性疼痛"，获得编码 F45.4。

2. 焦虑症　编码查找方法是在 ICD-10 第三卷中查找主导词"焦虑"，在其下面根据不同的类型获得不同的编码，如惊恐障碍分类于 F41.0、广泛性焦虑障碍分类于 F41.4。

第四节　躯体形式障碍

躯体形式障碍是以各种躯体不适症状作为主诉，虽多方就医，经各种医学检查证实无器质性损害或明确的病理生理机制存在，但仍不能打消其疑虑的一类神经症。

一、病因病理

躯体形式障碍的确切病因尚不明。近些年来的研究提示，这类疾病与下列因素有关：

1. 遗传　报道认为躯体形式障碍与遗传易感素质有关。在对一组慢性功能性疼痛的研究中证明，其阳性家族史明显高于器质性疼痛；多因素分析显示家庭遗传史与疼痛量呈正相关。

2. 个性　"神经质"个性的患者，更多地把注意力集中于自身的躯体不适及其相关事件，导致感觉阈降低，增加了对躯体感觉的敏感性，易于产生各种躯体不适和疼痛。

3. 神经生理和神经心理　有人发现躯体形式障碍的患者存在着脑干网状结构注意和唤醒功能的改变，有关脑功能不对称的研究把转换障碍的感觉、注意和情绪改变与大脑右半球信息处理过程方式联系起来，对躯体形式障碍的脑研究指向第二感觉区（S11），该区似乎特别适合用来解释其神经生理和神经心理的动力学机制。

4. 心理社会因素　①潜意识获益：精神分析学派的观点认为，这类躯体症状可以在潜意识中为患者提供两种获益，一是通过变相发泄缓解情绪冲突；二是通过呈现患病角色，可以回避不愿承担的责任并取得关心和照顾。②认知作用：患者的人格特征及不良心境可影响认知过程，导致对感知的敏感和扩大化，使当事人对躯体信息的感觉增强，选择性地注意躯体感觉并以躯体疾病来解释这种倾向，增强了与疾病有关的联想和记忆及对自身健康的负性评价。③生活事件：研究发现生活事件与身体主诉呈正比，与疼痛量呈正相关。④社会文化因素：有研究发现，躯体形式障碍特别多见于中老年妇女且文化较低者。

二、诊断依据

1. 症状标准

（1）符合神经症的诊断标准。

（2）以躯体症状为主，至少有下列中的 1 项：①对躯体症状过分担心（严重性与实际情况明显不相称），但不是妄想；②对身体健康过分关心，如对通常出现的生理现象和异常感觉过分关心，但不是妄想；③反复就医或要求医学检查，但检查结果阴性和医生的合理解释，均不能打消其疑虑。

2. 严重标准　社会功能受损。

3. 病程标准　符合症状标准至少已 3 个月。

三、编码方法

在 ICD-10 第一卷中，躯体形式障碍具体分类如下。

F45　躯体形式障碍

F45.0　躯体化障碍

F45.1　未分化的躯体形式障碍

F45.2　疑病障碍

F45.3　躯体形式的自主神经功能紊乱

F45.4　持久的躯体形式的疼痛障碍

F45.8　其他的躯体形式障碍

F45.9　未特指的躯体形式障碍

四、编码查找方法

1. 精神源性疼痛　编码查找方法是在 ICD-10 第三卷中直接查找主导词"精神性疼痛"，获得编码 F45.4。

2. 躯体形式障碍　编码查找方法是在 ICD-10 第三卷中查找主导词"障碍"，下面"－躯体形式"，根据不同的临床表现获得不同的编码。

（赵学军　林炜炜　边　鹏）

第二部分　手术操作及其编码

该部分就疼痛常用的治疗方法，打破原有的治疗分类习惯，按照实际操作习惯进行了论述。考虑到神经电刺激尤其是脊髓电刺激和椎间孔镜技术是疼痛临床的核心技术，将其单独论述。

第七章　椎间盘微创手术

针对椎间盘的微创手术是疼痛科常用的治疗手段之一。目前，常用的针对椎间盘的治疗技术主要包括：胶原酶溶盘术、臭氧消融术、等离子消融术、射频消融术、激光汽化减压术、椎间盘旋切术及椎间孔镜下髓核摘除术等。

由于在编码过程中，主要依据技术的原理，而不依据微创手术的部位是颈椎、胸椎还是腰椎间盘，因此本章将此类技术一并归类。同时，由于椎间盘的微创手术常常包含多个操作，在编码时应注意，不能只对椎间盘治疗进行编码，而遗漏其他操作的编码。

第一节　造影术

一、椎间盘造影术

经皮椎间盘内注射造影剂，对椎间盘疾病而言，既是一种诊断方法，也是一种定位手段。其既可以单独应用，用于寻找腰腿痛的病因和责任间盘，又可以用于微创手术中的辅助定位，如椎间孔镜下髓核摘除术时，定位突出的髓核组织；椎间盘靶点消融术时，辅助定位穿刺针位于靶点内等。

1. 技术原理　在 X 线透视下向椎间盘内注射造影剂，观察造影剂的分布范围，以及患者在注射造影剂时的反应、能否诱发症状等，来判定该椎间盘是否是责任间盘。

通常对于间盘源性疼痛，注射造影剂可以诱发症状。

2. 操作步骤

（1）体位：腰椎、胸椎一般采取俯卧位或侧卧位，颈椎采取仰卧位。

（2）定位：X 线透视定位需要进行穿刺造影的椎间隙，腰椎、胸椎一般选择安全三角入路；对于第 5 腰椎/第 1 骶椎椎间盘，当髂嵴过高，估计经安全三角路径穿刺有困难时，可以选择小关节内缘入路穿刺；颈椎因颈段脊髓及钩椎关节的影响，多选择前入路。

（3）麻醉：常规消毒皮肤、铺无菌巾后，0.5% 利多卡因局部浸润麻醉。

（4）穿刺：在 X 线引导下，腰椎、胸椎用 20G 15 cm 长穿刺针穿刺，颈椎用 7G 8 cm 针穿刺（图 7-1）。

（5）造影：穿刺成功后，注射造影剂 1.5~2 mL，观察患者的反应及造影剂的分布范围（图 7-2）。

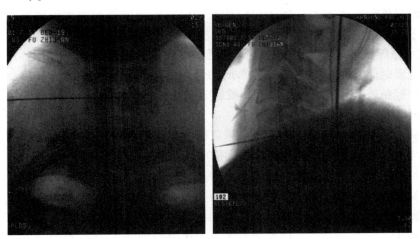

图 7-1 第 5/6 颈椎椎间盘穿刺到位（正侧位）

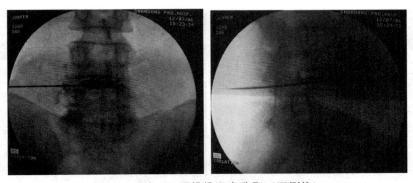

图 7-2 第 4/5 腰椎椎间盘造影（正侧位）

3. 编码方法 在 ICD-9-CM-3 中有关椎间盘造影术的分类如下。

87.2 脊柱 X 线检查

87.21 对比剂脊髓造影图

87.22　颈椎其他 X 线检查

87.23　胸椎其他 X 线检查

87.24　腰骶椎其他 X 线检查

　　　　骶尾 X 线检查

87.29　脊柱其他 X 线检查

　　　　脊柱 X 线检查 NOS

4. 编码查找方法　椎间盘造影术的编码查找方法是在 ICD-9-CM-3 中查找主导词"放射照相术（诊断性）"，下面"-对比--椎间盘"，获得编码 87.21，核对类目表，椎间盘造影术是根据不同的部位分类于不同的细目当中，如颈椎 87.22、胸椎 87.23、腰椎 87.24。

二、经皮硬膜外腔造影术

经皮硬膜外腔造影术主要用于定位诊断，以判定硬膜外腔的大致情况，有无粘连等，也用于预判定注射治疗性药物的分布范围，从而为临床治疗提供帮助。

1. 技术原理　将造影剂注入硬膜外腔后，硬膜外腔被造影剂所充填，X 线透视下可以看到造影剂的分布范围，通过造影剂的分布可以判定有无椎间盘突出、椎管内占位、硬膜外腔粘连等病变，也可以评估硬膜外腔注射治疗用药物的分布范围。

2. 操作步骤

（1）体位：骶椎、腰椎、胸椎一般采取俯卧位或侧卧位，颈椎采取侧卧位。

（2）定位：X 线透视定位穿刺椎板间隙或骶裂孔。

（3）麻醉：常规消毒皮肤、铺无菌巾后，0.5%利多卡因局部浸润麻醉。

（4）穿刺：在 X 线引导下，用 7G 8 cm 针穿刺，也可以先穿刺置入硬膜外导管后再进行造影。

（5）造影：穿刺成功后，回抽无血无液，注射造影剂 2 mL，观察造影剂的分布范围（图 7-3）。

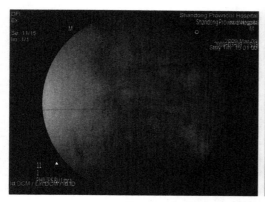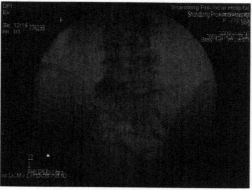

图 7-3　经第 4/5 腰椎小关节内缘入路硬膜外腔造影

3. 编码方法　在 ICD-9-CM-3 中将经皮硬膜外腔造影术归属于 87.2 脊柱 X 线检查，分类如下。

87.2　脊柱 X 线检查

87.21　对比剂脊髓造影图

87.22　颈椎其他 X 线检查

87.23　胸椎其他 X 线检查

87.24　腰骶椎其他 X 线检查

　　　　骶尾 X 线检查

87.29　脊柱其他 X 线检查

　　　　脊柱 X 线检查 NOS

4. 编码查找方法　经皮硬膜外腔造影术的编码查找方法是在 ICD-9-CM-3 中查找主导词"放射照相术（诊断性）"，下面"-对比--椎间盘"，获得编码 87.21。核对类目表，87.21 为对比剂脊髓造影图，包括椎管内造影，因此"经皮硬膜外腔造影术"分类于此。

（赵序利　林炜炜　边　鹏）

第二节　经皮胶原酶溶盘术

经皮胶原酶溶盘术是疼痛临床治疗腰椎间盘突出症常用的技术。依据注射胶原酶位置的不同，分为椎间盘内溶盘术和椎间盘外溶盘术两类，也有学者倾向于椎间盘内外技术联合应用。椎间盘内溶盘术是将胶原酶注射到突出物内或椎间隙内，在颈椎一般选择前外侧入路，在胸椎一般选择安全三角入路，在腰椎可选择侧隐窝入路或安全三角入路。椎间盘外溶盘术是将胶原酶注射到突出物附近，一般选择侧隐窝穿刺进路。

一、技术原理

椎间盘的主要成分为胶原纤维，胶原酶能迅速选择性溶解髓核和纤维环中的胶原纤维，使之降解为脯氨酸、羟脯氨酸和赖氨酸等氨基酸，被血浆中和吸收，使突出物减小或消失，对神经组织的压迫得以缓解或消除，临床症状得以改善或消失。因此，经皮胶原酶溶盘术是通过生物化学反应而达到临床治疗效果。

二、操作步骤

1. 体位　腰椎、胸椎一般采取俯卧位或侧卧位，颈椎采取仰卧位或侧卧位。

2. 定位　X 线透视定位需要进行穿刺的椎间隙，腰椎、胸椎一般选择安全三角入路；对于第 5 腰椎/第 1 骶椎椎间盘，当髂嵴过高，估计经安全三角路径穿刺有困难时，可以选择小关节内缘入路穿刺；颈椎多选择前入路或侧隐窝入路。

3. 麻醉　常规消毒皮肤、铺无菌巾后，0.5% 利多卡因局部浸润麻醉。

4. 穿刺　在 X 线引导下，选择安全三角入路时用 20G 15 cm 长穿刺针穿刺，选择侧隐窝入路时用 7G 8 cm 针穿刺（图 7-4）。

5. 造影 穿刺成功后，回抽无血无液，注射造影剂 2 mL，观察造影剂的分布范围（可以不做此步骤）。

6. 胶原酶注射 经局麻药实验后，静脉用 5 mg 地塞米松预防过敏反应。依据突出大小注入胶原酶 600~1200 u（1.5~2 mL）。

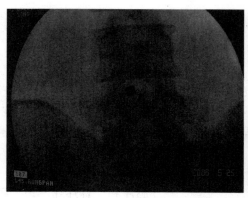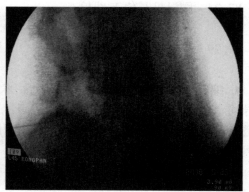

图 7-4　第 5 腰椎/第 1 骶椎椎间盘外溶盘术穿刺到位

三、编码方法

在 ICD-9-CM-3 中，有关椎间盘治疗的分类如下。

80.5　椎间盘切除术、破坏术和其他修补术

80.50　椎间盘切除术或破坏术，未特指的

80.51　椎间盘切除术
　　　　去除疝出的髓核
　　　　椎板切开或半椎板切除的椎间盘切除术

80.52　椎间盘化学溶解术

80.53　纤维环修补术伴移植物或假体
　　　　椎间盘环修补术
　　　　纤维环缺陷闭合术

80.54　其他和未特指的椎间盘环修补术

80.59　椎间盘的其他破坏术

四、编码查找方法

经皮胶原酶溶盘术的编码查找方法是在 ICD-9-CM-3 中查找主导词"注射"，下面"- 脊髓的（管）--分解蛋白酶（木瓜蛋白酶）（糜木瓜酶）"，获得编码 80.52。

80.52 包含着椎间盘化学溶解术同时伴有的椎间盘造影术，造影术无须另行编码。需要与单纯椎间盘造影（87.22~87.29）相鉴别。

（赵学军　林炜炜　边　鹏）

第三节　经皮椎间盘激光汽化减压术

经皮椎间盘激光汽化减压术是由哥伦比亚大学 Choy 博士首先提出来的概念。近年来，该技术在我国疼痛科得到广泛应用，在颈椎侧前方入路椎间盘激光汽化减压术、胸椎安全三角入路椎间盘激光汽化减压术、腰椎安全三角入路椎间盘激光汽化减压术等基础上，山东省立医院疼痛科宋文阁教授又创立了腰椎侧隐窝入路椎间盘靶点激光汽化减压术。目前常用的激光多为固体激光和半导体激光。

一、技术原理

经皮椎间盘激光汽化减压术是利用激光的高能光化学效应，使椎间盘髓核组织汽化，变成二氧化碳和水蒸气，减少髓核的体积，从而降低病变椎间隙的盘内压力，解除其对脊髓和（或）神经的压迫；同时，高能激光还产生光生物学效应，有利于消除椎间盘内的致炎致痛物质，从而消除相关临床症状。

二、操作步骤

1. 体位　腰椎、胸椎一般采取俯卧位或侧卧位，颈椎采取仰卧位。

2. 定位　X 线透视定位需要进行穿刺的椎间隙，腰椎、胸椎一般选择安全三角入路，对于第 5 腰椎/第 1 骶椎椎间盘，当髂嵴过高，估计经安全三角路径穿刺有困难，或考虑靶点激光汽化减压时，可以选择小关节内缘入路穿刺；颈椎多选择前入路。

3. 麻醉　常规消毒皮肤、铺无菌巾后，0.5% 利多卡因局部浸润麻醉。

4. 穿刺　在 X 线引导下，腰椎穿刺选择安全三角入路时用 15 cm 长穿刺针穿刺，选择侧隐窝入路或颈椎前入路时用 10 cm 针穿刺（图 7-5）。

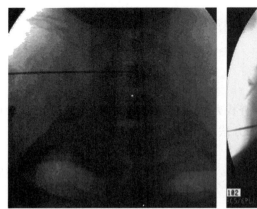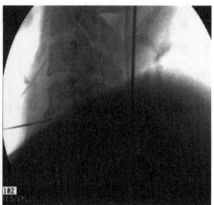

图 7-5　颈椎激光间盘汽化减压术穿刺到位

5. 激光气化减压　穿刺成功后，一般不用造影剂，植入光导纤维（图 7-6），以 13.5 J/s 的预定能量（靶点激光时能量适当降低）向椎间盘发射激光，颈椎每间隙不超过 300 J, 腰椎每间隙不超过 500 J。

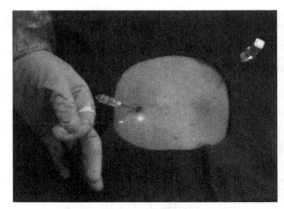

图 7-6　接光导纤维

三、编码方法

在 ICD-9-CM-3 中，有关椎间盘治疗的分类如下。

80.5　椎间盘切除术、破坏术和其他修补术

80.50　椎间盘切除术或破坏术，未特指的

80.51　椎间盘切除术

　　　　去除疝出的髓核

　　　　椎板切开或半椎板切除的椎间盘切除术

80.52　椎间盘化学溶解术

80.53　纤维环修补术伴移植物或假体

　　　　椎间盘环修补术

　　　　纤维环缺陷闭合术

80.54　其他和未特指的椎间盘环修补术

80.59　椎间盘的其他破坏术

四、编码查找方法

经皮椎间盘激光汽化减压术的编码查找方法是在 ICD-9-CM-3 中查找主导词"破坏术"，下面"-椎间盘--经其他特指的方法"，获得编码 80.59。

（赵学军　林炜炜　边　鹏）

第四节　经皮椎间盘等离子消融术

20 世纪 90 年代以来，经皮椎间盘等离子消融术逐渐应用在椎间盘治疗领域，该技

术作用快，治疗效果令人满意，是目前国内外较受推崇的微创治疗方法。常用技术有：颈椎侧前方入路经皮椎间盘等离子消融术、胸椎安全三角入路经皮椎间盘等离子消融术、腰椎安全三角入路经皮椎间盘等离子消融术，以及腰椎侧隐窝入路椎间盘靶点等离子消融术等。

一、技术原理

经皮椎间盘等离子消融术是通过控制性组织消融和热凝两个治疗过程来完成的。消融过程可在 40 ℃温度下切断细胞分子连接，移除部分髓核形成孔道。热凝过程即以精确加温（70 ℃）技术使髓核内的胶原纤维汽化、收缩和固化，使椎间盘总体积缩小。体积的很小改变可产生压力的很大变化，从而缓解对神经根的压迫，减轻疼痛和麻木等症状。

二、操作步骤

1. 体位　腰椎、胸椎一般采取俯卧位或侧卧位，颈椎采取仰卧位。

2. 定位　X 线透视定位需要进行穿刺的椎间隙，腰椎、胸椎一般选择安全三角入路；对于第 5 腰椎/第 1 骶椎椎间盘，当髂嵴过高，估计经安全三角路径穿刺有困难，或考虑靶点等离子消融术时，可以选择小关节内缘入路穿刺；颈椎多选择前入路。

3. 麻醉　常规消毒皮肤、铺无菌巾后，0.5%利多卡因局部浸润麻醉。

4. 穿刺　在 X 线引导下，胸椎、腰椎用腰椎等离子穿刺针，选择安全三角入路或侧隐窝入路；颈椎前入路或靶点消融时用颈椎等离子穿刺针穿刺。

5. 造影　穿刺成功后，应用 1.5~2 mL 造影剂造影，观察造影剂的分布范围，判定穿刺针的位置是否准确（图 7-7）。

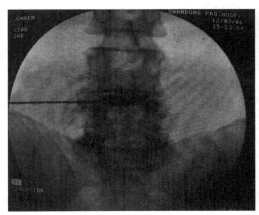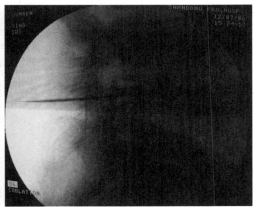

图 7-7　腰椎穿刺到位后造影

6. 等离子消融　接等离子刀头，颈椎或靶点消融时，持续踩消融踏板 10 s，沿针套 360°匀速旋转颈椎专用消融刀头；胸椎、腰椎时，踩消融踏板，同时将刀头从近点推进至远点停止，随后踩热凝踏板，匀速将刀头从远点撤回至近点，在椎间盘内 2、4、6、8、10、12 点钟六个方向重复该过程。

三、编码方法

在 ICD-9-CM-3 中，有关椎间盘治疗的分类如下。

80.5　椎间盘切除术、破坏术和其他修补术

80.50　椎间盘切除术或破坏术，未特指的

80.51　椎间盘切除术
　　　　去除疝出的髓核
　　　　椎板切开或半椎板切除的椎间盘切除术

80.52　椎间盘化学溶解术

80.53　纤维环修补术伴移植物或假体
　　　　椎间盘环修补术
　　　　纤维环缺陷闭合术

80.54　其他和未特指的椎间盘环修补术

80.59　椎间盘的其他破坏术

四、编码查找方法

经皮椎间盘等离子消融术的编码查找方法是在 ICD-9-CM-3 中查找主导词"破坏术"，下面"–椎间盘——经其他特指的方法"，获得编码 80.59。

（赵学军　林炜炜　边　鹏）

第五节　经皮椎间盘旋切术

1975 年，日本学者 Hijikata 首先报道了经皮穿刺，钳夹取髓核的方法治疗腰椎间盘突出症。此后，在此基础上逐步研发了自动椎间盘旋转摘除器械，治疗颈腰椎间盘突出症。常用技术有颈椎侧前方入路经皮椎间盘旋切术、腰椎安全三角入路经皮椎间盘旋切术等。

一、技术原理

经皮椎间盘旋切术利用电池作为能源，微型马达作为动力，采用世界上先进的椎间盘微创机械性减压技术，将椎间盘髓核病变组织取出，从而减轻椎间盘压力，解除椎间盘对神经根的机械性压迫，达到缓解疼痛的目的。

二、操作步骤

1. 体位　腰椎、胸椎一般采取俯卧位或侧卧位，颈椎采取仰卧位。

2. 定位　X 线透视定位需要进行穿刺的椎间隙，腰椎、胸椎一般选择安全三角入路，颈椎选择前入路。

3. 麻醉　常规消毒皮肤、铺无菌巾后，0.5%利多卡因局部浸润麻醉。

4. 穿刺　在 X 线引导下，经安全三角入路或颈椎前入路植入旋切套针。

5. 造影　穿刺成功后，应用 1.5~2 mL 造影剂造影，观察造影剂的分布范围，判定穿刺针的位置是否准确（图7-8）。

6. 旋切　接旋切针，打开电源开关，切除髓核组织，切除过程中可以轻度改变针尖的方向和深度（图7-9）。

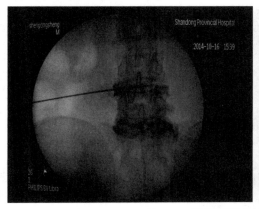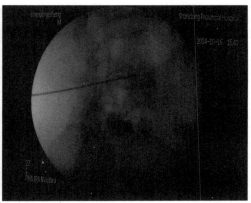

图7-8　腰椎旋切套针穿刺到位（正侧位）

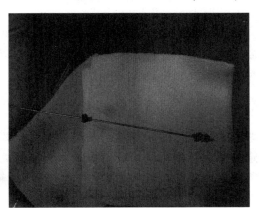

图7-9　旋切术取出的突出间盘组织

三、编码方法

在 ICD-9-CM-3 中，有关椎间盘治疗的分类如下。

80.5　椎间盘切除术、破坏术和其他修补术

80.50　椎间盘切除术或破坏术，未特指的

80.51　椎间盘切除术
　　　　去除疝出的髓核
　　　　椎板切开或半椎板切除的椎间盘切除术

80.52　椎间盘化学溶解术

80.53　纤维环修补术伴移植物或假体

　　　　椎间盘环修补术

　　　　纤维环缺陷闭合术

80.54　其他和未特指的椎间盘环修补术

80.59　椎间盘的其他破坏术

四、编码查找方法

　　经皮椎间盘旋切术的编码查找方法是在 ICD-9-CM-3 中查找主导词"切除术"，下面"-椎间盘--其他特指的（椎间盘切除术）"，获得编码 80.51。

（赵学军　林炜炜　边　鹏）

第六节　经皮椎间盘射频消融术

　　经皮椎间盘射频消融术是射频镇痛技术的一种，是治疗间盘源性疼痛常用的微创治疗方法之一。射频电极针和穿刺套针细小、组织损伤小，在 X 线或 CT 引导下操作时能够实施感觉和运动刺激，实现解剖定位加电刺激生理定位，增加了治疗的精确性、安全性和舒适性，避免热凝消融术时损伤神经。

　　常用技术有：颈椎侧前方入路经皮椎间盘射频消融术、胸椎安全三角入路经皮椎间盘射频消融术、腰椎安全三角入路经皮椎间盘射频消融术、腰椎侧隐窝入路经皮椎间盘射频消融术，以及目前常用的椎间盘双极射频消融术等。

一、技术原理

　　经皮椎间盘射频消融术主要是指射频热凝消融治疗技术，即运用射频仪器输出超高频无线电波，通过特定的穿刺针到达纤维环组织并产生局部高温以起到热凝固、消融作用，从而毁损因纤维环撕裂而长入其中的窦椎神经，达到缓解疼痛的目的。

二、操作步骤

1. 体位　腰椎、胸椎一般采取俯卧位或侧卧位，颈椎采取仰卧位。

2. 定位　X 线透视定位需要进行穿刺的椎间隙，腰椎、胸椎一般选择安全三角入路，考虑靶点射频消融术或者对于第 5 腰椎/第 1 骶椎椎间盘，当髂嵴过高，估计经安全三角路径穿刺有困难时，可以选择小关节内缘入路穿刺；颈椎多选择前入路。

3. 麻醉　常规消毒皮肤、铺无菌巾后，0.5% 利多卡因局部浸润麻醉。

4. 穿刺　在 X 线引导下，选择安全三角入路时用 15 cm 长穿刺针穿刺，选择侧隐窝入路或颈椎前入路时用 10 cm 长穿刺针穿刺。

5. 造影　穿刺成功后，应用 1.5~2 mL 造影剂造影，观察造影剂的分布范围，判定穿刺针的位置是否准确（图 7-10）。

6. 射频消融　接射频电极，先行运动刺激和感觉刺激，再次确定穿刺针位置准确后，行射频消融术，最高至 85 ℃ 、90 s。

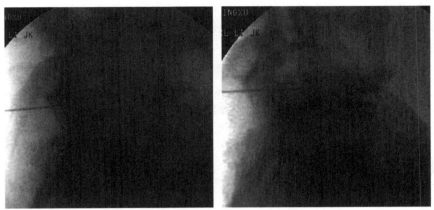

图 7-10　腰椎间盘靶点射频消融穿刺到位后造影

三、编码方法

在 ICD-9-CM-3 中，有关椎间盘治疗的分类如下。

80.5　椎间盘切除术、破坏术和其他修补术

80.50　椎间盘切除术或破坏术，未特指的

80.51　椎间盘切除术
　　　　去除疝出的髓核
　　　　椎板切开或半椎板切除的椎间盘切除术

80.52　椎间盘化学溶解术

80.53　纤维环修补术伴移植物或假体
　　　　椎间盘环修补术
　　　　纤维环缺陷闭合术

80.54　其他和未特指的椎间盘环修补术

80.59　椎间盘的其他破坏术

四、编码查找方法

经皮椎间盘射频消融术的编码查找方法是在 ICD-9-CM-3 中查找主导词"破坏"，下面" –椎间盘--经其他特指的方法"，获得编码 80.59。

（孙　涛　林炜炜　边　鹏）

第七节　经皮椎间盘注射臭氧消融术

臭氧为氧气的同素异形体，具有极强的杀菌消毒氧化分解能力，1840 年由德国化学

家舍恩拜所命名。临床使用的医用臭氧为臭氧和氧气的混合物,具有强氧化性的臭氧是其有效成分。常温下臭氧的半衰期为 20~30 min,数小时后自然分解。

常用经皮椎间盘注射臭氧消融术的入路有:颈椎侧前方入路、胸椎安全三角入路、腰椎安全三角入路和腰椎侧隐窝入路等。

一、技术原理

在椎间盘内,医用臭氧主要发挥氧化蛋白多糖和髓核细胞的作用。臭氧依靠与生物分子反应生成的活性氧和脂质过氧化物产生治疗作用,但是活性氧及脂质过氧化物若超出了机体的抗氧化能力,就会对机体产生氧化损伤,因此臭氧本身具有细胞毒性和治疗的双重性,在应用过程中稍有不慎就会对机体产生显著的不良反应。

二、操作步骤

1. 体位 腰椎、胸椎一般采取俯卧位或侧卧位,颈椎采取仰卧位。

2. 定位 X 线透视定位需要进行穿刺的椎间隙,腰椎、胸椎一般选择安全三角入路,考虑靶点臭氧消融术或者对于第 5 腰椎/第 1 骶椎椎间盘,当髂嵴过高,估计经安全三角路径穿刺有困难时,可以选择小关节内缘入路穿刺;颈椎多选择前入路。

3. 麻醉 常规消毒皮肤、铺无菌巾后,0.5% 利多卡因局部浸润麻醉。

4. 穿刺 在 X 线引导下,选择安全三角入路时用 15 cm 长穿刺针穿刺,选择侧隐窝入路或颈椎前入路时用 10 cm 长穿刺针穿刺。

5. 造影 穿刺成功后,应用 1.5~2 mL 造影剂造影,观察造影剂的分布范围,判定穿刺针的位置是否准确(图 7-11)。

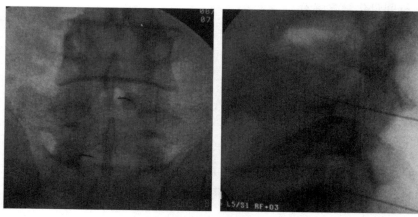

图 7-11　腰椎间盘臭氧消融术穿刺到位

6. 臭氧注射消融 用 40 μg/mL 医用臭氧,颈椎间盘注射每椎间盘 3~5 mL,腰椎间盘注射每椎间盘 8~10 mL。

三、编码方法

在 ICD-9-CM-3 中,有关椎间盘治疗的分类如下。

80.5　椎间盘切除术、破坏术和其他修补术

80.50　椎间盘切除术或破坏术，未特指的

80.51　椎间盘切除术

　　　　去除疝出的髓核

　　　　椎板切开或半椎板切除的椎间盘切除术

80.52　椎间盘化学溶解术

80.53　纤维环修补术伴移植物或假体

　　　　椎间盘环修补术

　　　　纤维环缺陷闭合术

80.54　其他和未特指的椎间盘环修补术

80.59　椎间盘的其他破坏术

四、编码查找方法

经皮椎间盘注射臭氧消融术的编码查找方法是在 ICD-9-CM-3 中查找主导词"注射"，下面"－盘，椎间的（疝出的）"，获得编码 80.52。

（林小雯　边　鹏　林炜炜）

第八章 经皮椎间孔镜下髓核摘除术

经皮椎间孔镜下髓核摘除术是近年来新兴的微创治疗技术，是疼痛临床治疗的核心技术之一。其通过特殊设计的椎间孔镜和相应的配套微创手术器械、成像和图像处理系统等共同组成一个椎间盘微创手术系统。其既能彻底摘除突出或脱垂髓核组织，又能清除骨质增生、扩大椎管、解除椎管狭窄，也可以通过射频技术修补破损的纤维环等。

一、技术原理

椎间孔镜疗法是经椎间孔植入内窥镜到椎间隙或椎管内，直视下应用不同的器械摘除或切除一切致压物而解除神经根及硬膜囊的压迫并冲洗其周围的炎性介质，通过消融、减压、镇痛的作用来达到治疗目的，术后需应用双极射频行纤维环修补术，并注射消炎镇痛液消除椎管内炎性物质。其操作分为椎间盘造影术、经皮椎间孔镜下髓核摘除术、纤维环修补术及侧隐窝注射消炎镇痛液四部分。

二、操作步骤

1. 体位 腰椎、胸椎一般采取俯卧位或侧卧位。

2. 定位 X线透视定位需要进行穿刺的椎间隙，腰椎一般选择安全三角入路，部分患者也可以选择小关节内缘入路穿刺。

3. 麻醉 常规消毒皮肤、铺无菌巾后，0.5%利多卡因局部浸润麻醉。

4. 穿刺 在X线引导下，逐级置入扩张套管，后置入工作套管。

5. 椎间孔镜下髓核摘除 将工作套管与内镜系统链接后，可看到突出的椎间盘（图8-1~图8-3），应用髓核钳子夹取脱出的髓核组织（图8-4）。

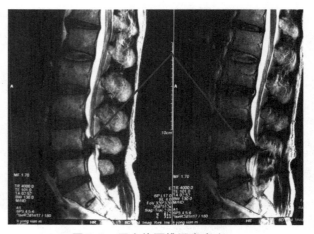

图8-1 巨大的腰椎间盘突出

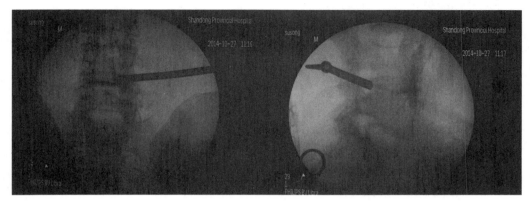

图 8-2 工作通道放置到位

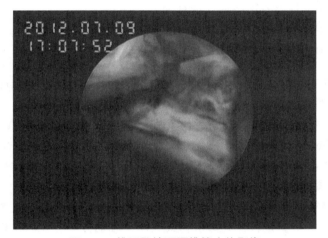

图 8-3 椎间孔镜下腰椎管内的影像

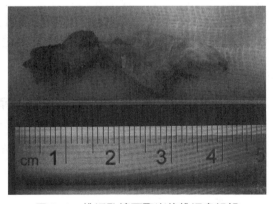

图 8-4 椎间孔镜下取出的椎间盘组织

三、编码方法

在 ICD-9-CM-3 中，有关椎间盘治疗的分类如下。

80.5　椎间盘切除术、破坏术和其他修补术

80.50　椎间盘切除术或破坏术，未特指的

80.51　椎间盘切除术

去除疝出的髓核

椎板切开或半椎板切除的椎间盘切除术

80.52　椎间盘化学溶解术

80.53　纤维环修补术伴移植物或假体

椎间盘环修补术

纤维环缺陷闭合术

80.54　其他和未特指的椎间盘环修补术

80.59　椎间盘的其他破坏术

四、编码查找方法

经皮椎间孔镜下髓核摘除术的编码查找方法是在 ICD-9-CM-3 中查找主导词"切除术"，下面"-椎间盘--疝出的（髓核）"，获得编码 80.51。

经皮椎间孔镜下髓核摘除术若同时伴有椎间盘造影术、纤维环修补术和侧隐窝注射消炎镇痛液，编码过程中可根据手术实际情况进行选择。具体编码查找方法如下。

（1）椎间盘造影术：根据不同的部位分类于 87.22~87.29 不同的细目中，具体编码查找方法前面已做详细说明（见第七章第一节），在此不加赘述。

（2）纤维环修补术：编码查找方法是在 ICD-9-CM-3 中查找主导词"修补术"，下面"-椎间盘环"，根据是否伴有移植物或假体，分别分类于 80.53 和 80.54。

（3）侧隐窝注射消炎镇痛液：根据其注射药物的不同进行分类。若注射药物为镇痛药，编码查找方法是在 ICD-9-CM-3 中查找主导词"注射"，下面"-脊髓的（管）--麻醉剂，用于麻醉"，获得编码 03.91 为镇痛的椎管麻醉药注射；若注射药物为其他药物，如糖皮质激素，编码查找方法是在 ICD-9-CM-3 中查找主导词"注射"，下面"-脊髓的（管）--NEC"，获得编码 03.92 椎管其他药物的注射。

（赵学军　林炜炜　边　鹏）

第九章　椎体成形术

椎体成形术是指经皮通过椎弓根或椎弓根外向椎体内注入骨水泥以增加椎体强度和稳定性，防止塌陷，缓解疼痛，甚至部分恢复椎体高度为目的的一种微创技术。包括经皮椎体后凸成形术（percutaneous kyphoplasty，PKP）和经皮椎体成形术（percutaneous vertebroplasty，PVP）。经皮椎体后凸成形术是经皮椎体成形术的改良与发展，该技术采用经皮穿刺椎体内气囊扩张的方法使椎体复位，在椎体内部形成空间，这样可减小注入骨水泥时所需的推力，而且骨水泥置于其内不易流动。

PKP与PVP相比，两者生物力学性质无区别，PKP的临床应用显示其不仅可解除或缓解疼痛症状，还可以明显恢复被压缩椎体的高度，增加椎体的刚度和强度，使脊柱的生理曲度得到恢复，并可增加胸腹腔的容积与改善脏器功能，提高患者的生活质量。

一、技术原理

1. 增强椎体强度　椎体内注射自固化磷酸钙骨水泥（calcium phosphate cement，CPC）能显著恢复骨折椎体的力学性质，其恢复的程度与注入骨水泥的量有关，其强度最高可达到原来正常情况下的2倍，而刚度可超过原来的15%左右；椎体骨折后经椎弓根CPC填塞骨折间隙及椎体内空隙同样也可恢复椎体的强度和刚度，分别增加16.67%和11.05%。

2. 改变椎体稳定性　椎体成形术后其所在椎体运动节段的顺应性较术前显著降低，其屈伸和侧弯顺应性分别降低23%和26%。生物力学实验表明，经椎弓根向病变椎体内注入自固化人工骨水泥后可以立即降低椎弓根螺钉的应力。椎体成形术后椎体强度的增加及刚性改变可能会出现另外一个问题，即上下椎间盘负荷增加（以上椎间盘更明显），易导致椎间盘退变或者邻近椎体的骨折。研究表明，椎体强度改变后，过高的刚度在一定程度上可引起脊柱应力场和位移场的重分布，但用CPC椎体强化后对邻近椎体的应力无明显影响，对邻近椎间盘的影响亦较小。

3. 缓解脊柱疼痛　椎体微小的骨折及骨折线微动对椎体内的神经末梢产生刺激引起疼痛，经皮椎体成形术对这种情况下的疼痛可以产生很好的止痛作用。几乎所有的临床结果都显示，不论是治疗骨质疏松性压缩骨折还是陈旧性胸腰椎骨折患者，疼痛的缓解率均高达90%以上。其原因可能是：①椎体内的微骨折在椎体成形术后得以稳定；②骨水泥承担了相当部分轴向应力，从而减少了骨折线的微动对椎体内神经的刺激；③椎体内感觉神经末梢被破坏。

二、操作步骤

1. 体位　腰椎、胸椎一般采取俯卧位，颈椎采取仰卧位。

2. 定位　X 线透视定位需要进行骨水泥注射的椎体，正位下透视椎弓根的位置，侧位上确定椎弓根倾斜角度，颈椎选择侧前方穿刺。

3. 麻醉　常规消毒皮肤、铺无菌巾后，0.5%利多卡因局部浸润麻醉。

4. 穿刺　在 X 线引导下，胸椎、腰椎选择与矢状面成 15°～30°的角度穿刺进针（图 9-1、图 9-2）；颈椎用手指推移分离气管与颈动脉鞘的间隙，穿刺针经示指和中指间通过此间隙进入椎体。

5. 造影　注射 2 mL 造影剂，观察造影剂分布范围，确保造影剂没有外漏到椎管内。

6. 骨水泥注射　确认穿刺针位置准确后，调配骨水泥，颈椎注射 2.5～3.5 mL，胸椎、腰椎注射 6～8 mL（图 9-3、图 9-4）。

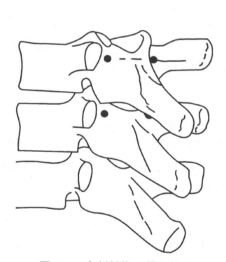

图 9-1　穿刺部位（椎弓根）

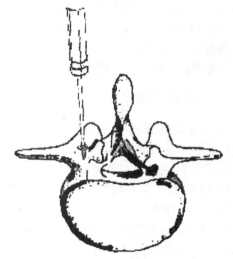

图 9-2　穿刺进针

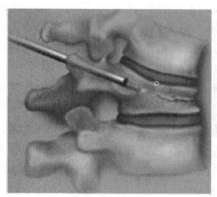

（1）穿刺到位

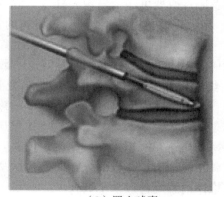

（2）置入球囊

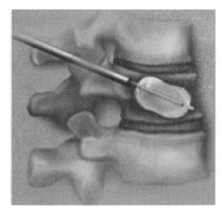

（3）扩张球囊

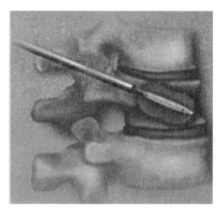

（4）退出球囊

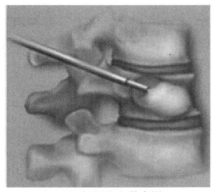

（5）注入骨水泥

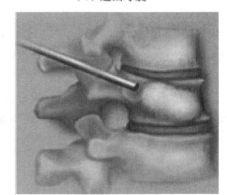

（6）退出工作套管

图 9-3　PKP 球囊扩张及水泥注入操作过程

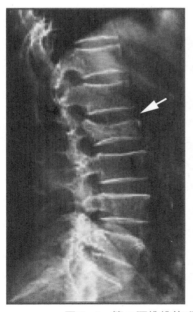

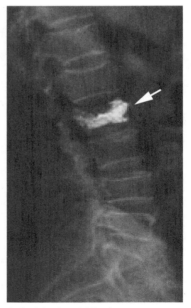

图 9-4　第 2 腰椎椎体成形术术前与术后侧位对比

三、编码方法

在 ICD-9-CM-3 中，有关椎体成形术的分类如下。

81.6 脊柱的其他操作

81.62 2~3 个椎骨融合或再融合

81.63 4~8 个椎骨融合或再融合

81.64 9 个或更多椎骨的融合或再融合

81.65 经皮椎骨成形术

81.66 经皮椎体增强
　　　脊柱成形术
　　　脊柱后凸成形术

四、编码查找方法

1. 经皮椎体成形术　编码查找方法是在 ICD-9-CM-3 中直接查找主导词"椎骨成形术（经皮）"，获得编码 81.65。

2. 经皮椎体后凸成形术　编码查找方法是在 ICD-9-CM-3 中查找主导词"脊柱成形术"或者"脊柱后凸成形术"，均可获得编码 81.66。

（于俊敏　林炜炜　边　鹏）

第十章 神经电刺激

第一节 脊髓电刺激

脊髓电刺激（spinal cord stimulation，SCS）是指将脊髓刺激器电极安放于椎管的硬膜外腔后部，通过脉冲电流刺激脊髓后柱的传导束和后角感觉神经元，以减轻或缓解疼痛等症状，从而达到治疗疾病的一种方法。主要应用于缓解脊柱手术后疼痛综合征、复杂部位疼痛综合征、缺血性疼痛、心绞痛、幻肢痛、神经源性疼痛综合征等多种疾病疼痛。

一、技术原理

关于脊髓刺激的作用机制有许多理论，包括门控机制的激活、脊髓丘脑通路的传导阻断、脊髓以上机制的激活，以及某类神经调质的激活或释放等。

1. 门控机制 Melzack 和 Wall 在 1965 年发表了门控理论。该理论认为，疼痛的"电-化学"痛性信息是通过直径较细的无髓鞘的 C 纤维，还有少量的有髓鞘的 A_δ 纤维传入脊髓的。这些纤维终止于背角的胶质，即脊髓的"门"。其他的感觉信息是由粗大的有髓鞘的 A_β 纤维传导的，同样也会聚、终止于脊髓的这个"门"。该理论的基本前提是对粗纤维信息的接收，如触觉和振动觉，将关闭接受细纤维信息的"门"，即对脊髓后柱的 A_β 纤维的电刺激可逆行抑制被刺激的脊髓节段细纤维痛觉信息的接收。他们将这称为脊髓后柱刺激（dorsal column stimulation，DCS）。现在已知这种电刺激抑制痛觉的现象，不仅在脊髓后柱，在脊神经后根部及脊髓的其他部位也有这种现象。故脊髓后柱刺激一词现已被"脊髓电刺激（SCS）"取代。虽然门控机制理论最初是作为脊髓电刺激的作用机制提出的，但是脊髓电刺激的基本神经生理学机制目前并不完全清楚。

2. 脊髓丘脑通路的传导阻断 脊髓刺激可节段性地抑制疼痛的另一个理论是，刺激阻断了脊髓丘脑通路上的电化学信号（P 物质、5-羟色胺、去甲肾上腺素、甘氨酸和 γ-氨基丁酸等）的传导。电流在通过脊髓局部时，受刺激的神经元可产生某些信息传导功能的改变，而这种改变主要表现为痛觉的神经传导功能受阻。

3. 脊髓以上水平效应 刺激脊髓可使脊髓上位神经元发生变化，影响痛觉的传导或调制。Saade 等研究了刺激脊髓上位中枢可能产生的效应，在刺激电极的尾端切断后柱，应用两种类型的大鼠疼痛试验模型——甩尾试验和甲醛试验，分别代表了两类不同的神经生理机制：相位性疼痛与紧张性疼痛。以长期植入的电极（头端朝向，双侧后柱损伤）刺激后柱。结果显示，两种痛觉试验模型，相位性疼痛与紧张性疼痛，后柱刺激均有明确的镇痛作用。认为镇痛作用与激动了脊髓上位的痛觉调制中枢有关。Linderoth 等认为，SCS 对于神经病理性疼痛的镇痛机制与对肢体缺血或者心绞痛的镇痛机制可能截然不同。试验结果显示，SCS 可促进背角区域的局部神经化学向好的方向发展，从而抑制广动力范围中间神经元的过度兴奋，因此在脊髓背角水平发挥有利的效应。

4. 交感传出神经的中枢抑制性机制 在动物模型与人体试验中，都观察到类似血管舒张的现象，故推测可能与 SCS 激活了影响交感传出神经的中枢抑制性机制有关。SCS 反应性血管舒张，另一种可能的机制是这种刺激使血管舒张物质释放出来，如血管活性肽、P 物质或降钙素基因相关肽。Croom 等已发现，高频刺激时的外周血管舒张，实际上是逆行激动了后根内的 C 纤维，引起了外周降钙素基因相关肽的释放，从而导致刺激诱导的血管舒张。

5. 神经调质的激活和释放 SCS 后患者疼痛缓解常常较实际的脊髓刺激超出数分钟、数小时、数天，甚至长达一个月以上。这种现象提示，脊髓电刺激之所以具有较长的刺激后效应，与刺激导致中枢释放某些神经递质或神经调质，造成长时间的痛觉缓解有关。如有研究发现，SCS 后脑脊液中的肾上腺素、P 物质、γ-氨基丁酸、5-羟色胺及其代谢产物 5-羟吲哚乙酸增多。也有证据表明，SCS 后部分患者脑脊液内 β 内啡肽和 β 促脂解素含量增加。

二、操作步骤

1. 体位 俯卧位或侧卧位。

2. 定位 选择旁正中入路，X 线透视定位穿刺间隙。

3. 麻醉 常规消毒皮肤、铺无菌巾后，0.5% 利多卡因局部浸润麻醉。

4. 穿刺 在 X 线引导下植入电极，依据患者疼痛部位确定电极的位置，如下肢疼痛电极置于第 1 腰椎至第 11 胸椎硬膜外水平，上肢疼痛电极置于第 4~5 颈椎硬膜外水平等。

5. 测试 连接体外刺激器进行术中测试，感觉麻木的范围能覆盖疼痛的范围。

6. 刺激器植入 选择应用临时电极进行筛选试验合适的患者，植入永久刺激器（图 10-1）。

7. 参数调节 依据疼痛的部位和性质及来源调整参数，刺激模式可以选择持续刺激或间断刺激、双极刺激或单极刺激、纵向刺激或横向刺激等。

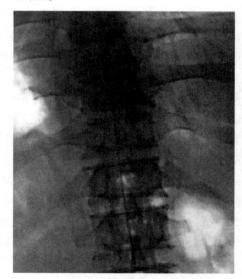

图 10-1 置入单极刺激电极位置

三、编码方法

在 ICD-9-CM-3 中，有关脊髓电刺激的分类如下。

03.9　脊髓和椎管结构的其他手术

03.90　椎管的导管置入，为治疗性或姑息治疗性药物的输注

03.91　为镇痛的椎管麻醉药注射

03.92　椎管其他药物的注射
　　　　脊髓鞘内类固醇注射
　　　　蛛网膜下灌注冷冻生理盐水

03.93　脊髓神经刺激器导线置入或置换

03.94　去除脊髓神经刺激器导线

03.95　脊髓血块补片

03.96　经皮的椎骨关节面去神经术

03.97　脊髓膜分流术的修复术

03.98　去除脊髓膜分流术

03.99　其他

86.9　皮肤和皮下组织的其他手术

86.90　为移植或库存的脂肪抽吸

86.91　皮肤切除用作移植物
　　　　供体部位的皮肤切除术伴闭合术

86.92　皮肤的电解和其他除毛术

86.93　组织扩张器置入

86.94　单列神经刺激脉冲发生器的置换或置入，未指明为可充电型

86.95　双列神经刺激脉冲发生器的置换或置入，未指明为可充电型

86.96　其他神经刺激器的置换或置入

86.97　单列可充电型神经刺激脉冲发生器的置换或置入

86.98　多列（两列或更多列）可充电型神经刺激脉冲发生器的置换或置入

86.99　其他

四、编码查找方法

　　脊髓电刺激的编码查找方法是在 ICD-9-CM-3 中查找主导词"植入"，下面"-神经刺激器--电极---脊柱"，获得编码 03.93。同时注意类目表中 03.93 下另编码指示：置入任何神经刺激脉冲发生器（86.94~86.98）。

（于俊敏　边　鹏　林炜炜）

第二节　周围神经电刺激

周围神经电刺激适用于单一神经支配区域的、经其他微创或药物治疗无效的顽固性神经病理性疼痛，如复杂性区域疼痛综合征、带状疱疹后神经痛等。

一、技术原理

周围神经电刺激的作用机制尚未完全理解，但已有周围机制和中枢机制的理论提出。研究发现，周围神经分布区域的感觉丧失与经 A_δ 神经纤维的传入动作电位丧失有关；周围神经电刺激降低神经瘤自发放电的频率，而且这种作用远长于应用周围神经电刺激的时间；在应用周围神经电刺激后，灵长类动物脊髓-丘脑通路的传导受到抑制。这种中枢性反应持续的时间亦远长于应用周围刺激初始的时间。

二、操作步骤

1. **体位**　依据植入刺激电极的部位决定患者体位。

2. **定位**　选择植入神经损伤部位的近端。

3. **麻醉**　常规消毒皮肤、铺无菌巾后，0.5%利多卡因局部浸润麻醉或静脉麻醉。

4. **穿刺**　分离显露病变的周围神经部近端，完全游离神经组织约 4 cm 长，将电极植入神经组织的下方。

5. **测试**　连接体外刺激器进行术中测试，感觉麻木的范围能覆盖疼痛的范围。

6. **刺激器植入**　选择应用临时电极进行筛选试验合适的患者，植入永久刺激器（图 10-2）。

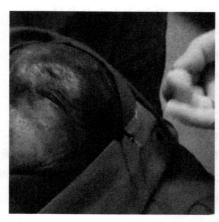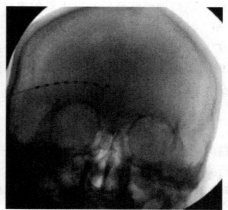

图 10-2　周围神经电刺激

7. **参数调节**　依据疼痛的部位和性质及来源调整参数，比脊髓电刺激的刺激参数稍低。

三、编码方法

在 ICD-9-CM-3 中，有关周围神经电刺激的分类如下。

04.9　颅和周围神经的其他手术

04.91　神经牵伸术

04.92　周围神经刺激器导线的置换或置入

04.93　去除周围神经刺激器导线

04.99　其他

四、编码查找方法

周围神经电刺激的编码查找方法是在 ICD-9-CM-3 中查找主导词"植入"，下面"-神经刺激器--电极---周围神经"，获得编码 04.92。同时注意类目表中 04.92 下另编码指示：置入任何神经刺激脉冲发生器（86.94~86.98）。

（赵序利　边　鹏　林炜炜）

第十一章　椎管内微创治疗技术

本章所讲的椎管内微创治疗技术是指除突出的椎间盘外，针对硬膜外腔组织结构所进行的微创手术治疗，包括硬膜外腔微创治疗技术和蛛网膜下腔微创治疗技术。

第一节　硬膜外腔微创治疗技术

硬膜外腔是指位于椎管骨膜与硬脊膜之间的窄隙，其内有脂肪、椎内静脉丛和淋巴管，并有脊神经根及其伴行血管通过，呈负压。与脊柱分区相对应，硬膜外腔分为颈段、胸段、腰段和骶段四个部分。疼痛临床常将药物注射至此腔隙，或应用针刀剥离黄韧带，松解神经根而达到临床治疗的目的。

目前，常用硬膜外腔微创治疗技术主要包括：硬膜外腔镜技术、侧隐窝阻滞术、臭氧注射、局麻药注射及椎间孔内外口针刀松解术等。

一、硬膜外腔镜技术

硬膜外腔镜技术在国外疼痛临床中逐渐应用，为经 CT、MRI 检查阴性的、各种治疗效果欠佳的难治性慢性腰腿痛患者的病因检查和治疗提供了一种新的方法。

1. 技术原理　硬膜外腔镜技术又称为明视下的镇痛技术，它是通过骶管植入腔镜系统，逐步向头端前进，发现硬膜外腔潜在的致痛因素，如硬膜外腔粘连、神经根水肿、硬膜外腔受压、解剖变异、神经根或血管异常等。一旦发现致病因素，可以通过特殊的工具将椎管内的"病根"拿掉。因而，其是一种集检查和治疗于一体的手段。硬膜外腔镜是一种软性工作通道，可以在硬膜外腔行进更远，能够连续观察多个节段的硬膜外腔。

2. 操作步骤

（1）体位：俯卧位。

（2）定位：骶裂孔处为穿刺进针点（图 11-1）。

（3）麻醉：常规消毒皮肤、铺无菌巾后，0.5% 利多卡因局部浸润麻醉。

（4）穿刺：用 17G Tuohy 针经骶裂孔穿刺至硬膜外腔。

（5）造影：注射 2 mL 造影剂证实穿刺针尖端进入骶管腔。

（6）刺激器植入：放置导引丝（图 11-2），正侧位 X 线证实导引丝位于骶管腔内，并向头端直行。沿骶尾韧带做一约 0.5 cm 的皮肤切口，置入扩张骶尾韧带的扩张器（图 11-3）（不可过深，以免损伤蛛网膜、马尾甚至脊髓）。退出扩张器，沿导引丝放置导引管（图11-4），经导引管注射造影剂（非离子型）5～15 mL，观察造影剂在硬膜外腔的分布，初步判断引起疼痛的部位。

（7）镜下操作：连接硬膜外腔镜光导纤维（图11-5），调节硬膜外腔镜操作柄和焦距，连接加压生理盐水通道，经导引管放置硬膜外腔镜（图11-6、图11-7）。

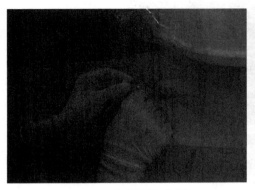

图 11-1　经骶裂孔穿刺

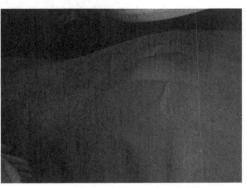

图 11-2　放置导引丝

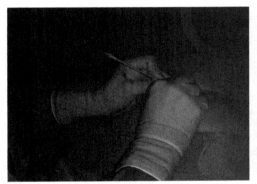

图 11-3　置入扩张器

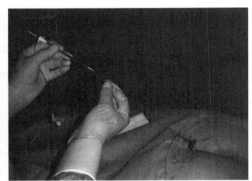

图 11-4　放置导引管

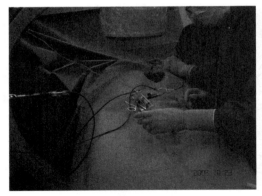

图 11-5　连接光导纤维

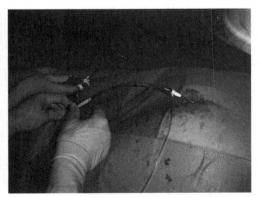

图 11-6　放置硬膜外腔镜

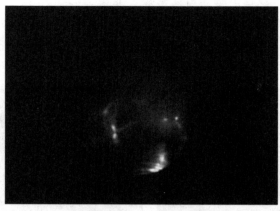

图 11-7　镜下见硬膜外腔粘连

3. 编码方法　在 ICD-9-CM-3 中，有关硬膜外腔镜操作的分类如下。

03.0　椎管结构探查术和减压术

03.01　去除椎管异物

03.02　椎板切除术部位再切开

03.09　椎管其他探查术和减压术

03.3　脊髓和椎管结构的诊断性操作

03.31　脊髓放液

03.32　脊髓或脊膜活组织检查

03.39　脊髓和椎管结构的其他诊断性操作

03.6　脊髓和神经根粘连的松解术

03.9　脊髓和椎管结构的其他手术

03.90　椎管的导管置入，为治疗性或姑息治疗性药物的输注

03.91　为镇痛的椎管麻醉药注射

03.92　椎管其他药物的注射

　　　　脊髓鞘内类固醇注射

　　　　蛛网膜下灌注冷冻生理盐水

03.93　脊髓神经刺激器导线置入或置换

03.94　去除脊髓神经刺激器导线

03.95　脊髓血块补片

03.96　经皮的椎骨关节面去神经术

03.97　脊髓膜分流术的修复术

03.98　去除脊髓膜分流术

03.99　其他

4. 编码查找方法　硬膜外腔镜技术常用于硬膜外腔探查、粘连松解、炎症冲洗、活组织检查及消炎镇痛液注射等。具体编码查找方法如下。

（1）硬膜外腔探查：编码查找方法是在 ICD-9-CM-3 中查找主导词"探查术"，

下面"－神经（颅的）（周围的）－－根（脊髓的）"，获得编码 03.09。

（2）硬膜外腔粘连松解术：编码查找方法是在 ICD-9-CM-3 中查找主导词"松解术"，下面"－粘连－－神经（颅的）（周围的）－－－根（脊髓的）"，获得编码 03.6。

（3）硬膜外腔炎症冲洗：编码查找方法是在 ICD-9-CM-3 中查找主导词"注射"，下面"－脊髓的（管）NEC"，获得编码 03.92。

（4）硬膜外腔活组织检查：编码查找方法是在 ICD-9-CM-3 中查找主导词"活组织检查"，下面"－脊索（脑膜）"，获得编码 03.32。

（5）硬膜外消炎镇痛液注射：根据其注射药物的不同，编码也不相同。

1）硬膜外镇痛药物注射：编码查找方法是在 ICD-9-CM-3 中查找主导词"注射"，下面"－脊髓的（管）NEC－－麻醉剂，用于麻醉"，获得编码 03.91。

2）硬膜外其他药物注射：如糖皮质激素，编码查找方法是在 ICD-9-CM-3 中查找主导词"注射"，下面"－脊髓的（管）NEC"，获得编码 03.92。

二、侧隐窝阻滞术

1. 技术原理　神经阻滞疗法的作用机制有以下几个方面：①阻滞交感神经，扩张血管，减轻水肿，可缓解内脏疼痛和血管性疼痛，同时可缓解交感神经过度紧张引起的各种症状；②阻滞感觉神经，阻断疼痛的传导，抑制感觉神经兴奋引起的各种反射和不良反应；③阻滞运动神经，缓解肌肉紧张，解除肌肉和筋膜源性疼痛；④神经阻滞和局部阻滞后的继发作用，调节机体与局部的内环境、神经内分泌等；⑤尚未阐明的机制。

侧隐窝共有三种穿刺进路，即小关节内缘穿刺进路、小关节间隙穿刺进路和椎板外切迹穿刺进路。常用注射药物为局麻药，或局麻药与糖皮质激素的混合剂。

2. 操作步骤

（1）体位：腰椎、胸椎一般采取俯卧位，颈椎采取侧卧位。

（2）定位：X 线透视定位穿刺椎间隙和穿刺进针点（依据穿刺进路选择）。

（3）麻醉：常规消毒皮肤、铺无菌巾后，0.5%利多卡因局部浸润麻醉。

（4）穿刺：在 X 线引导下，用 7G 8 cm 针穿刺（图 11-8）。

（5）造影：穿刺成功后，回抽无血无液，注射消炎镇痛液 10 mL。

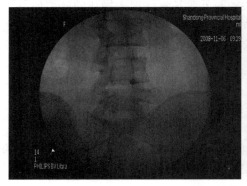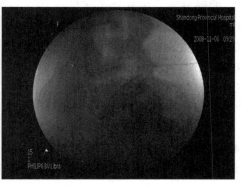

图 11-8　经小关节间隙侧隐窝穿刺位置

3. 编码方法 在 ICD-9-CM-3 中，有关侧隐窝阻滞操作的分类如下。

03.9 脊髓和椎管结构的其他手术

03.90 椎管的导管置入，为治疗性或姑息治疗性药物的输注

03.91 为镇痛的椎管麻醉药注射

03.92 椎管其他药物的注射

　　　脊髓鞘内类固醇注射

　　　蛛网膜下灌注冷冻生理盐水

4. 编码查找方法 侧隐窝阻滞术可以单次注射，也可以穿刺置管连续注射，根据其注射方式不同，其编码也不相同。

（1）穿刺置管连续注射，编码查找方法是在 ICD-9-CM-3 中查找主导词"插入"，下面"-导管--椎管腔（硬膜外的）（蛛网膜下的）（硬膜下的），用于治疗性或姑息治疗性物质输注"，获得编码 03.90。

（2）单次注射，编码查找方法是在 ICD-9-CM-3 中查找主导词"注射"，下面"-脊髓的（管）NEC--麻醉剂，用于麻醉"，获得编码 03.91。

三、硬膜外腔臭氧注射术

1. 技术原理 椎管内注射医用臭氧主要发挥抗炎和镇痛作用，在应用过程中应规范应用臭氧浓度（不高于 30 μg/mL）和容量（不大于 10 mL），在注射前必须进行局麻药试验以确保硬膜的完整。

2. 操作步骤 该操作与侧隐窝穿刺注射消炎镇痛液相似，一般是在注射消炎镇痛液的基础上，加用医用臭氧；对糖尿病等患者也可以单独注射医用臭氧。

（1）体位：腰椎、胸椎一般采取俯卧位，颈椎采取侧卧位。

（2）定位：X 线透视定位穿刺椎间隙和穿刺进针点（依据穿刺进路选择）。

（3）麻醉：常规消毒皮肤、铺无菌巾后，0.5%利多卡因局部浸润麻醉。

（4）穿刺：在 X 线引导下，用 7G 8 cm 针穿刺。

（5）局麻药实验：穿刺成功后，回抽无血无液，注射 0.8%利多卡因 2 mL。

（6）臭氧注射：注射局麻药后观察 15 min，麻醉平面满意后，注射 30 μg/mL 医用臭氧 8 mL。

3. 编码方法 在 ICD-9-CM-3 中，有关硬膜外腔臭氧注射术操作的分类如下。

03.9 脊髓和椎管结构的其他手术

03.90 椎管的导管置入，为治疗性或姑息治疗性药物的输注

03.91 为镇痛的椎管麻醉药注射

03.92 椎管其他药物的注射

　　　脊髓鞘内类固醇注射

　　　蛛网膜下灌注冷冻生理盐水

4. 编码查找方法 硬膜外腔臭氧注射术的编码查找方法是在 ICD-9-CM-3 中查找主导词"注射"，下面"-脊髓的（管）NEC"，获得编码 03.92。

四、椎间孔内外口针刀松解术

1. 技术原理　该术是应用针刀的刀的作用，对椎间孔后方的黄韧带、椎间孔内的挛缩的结缔组织及小关节的关节囊等进行切割，从而扩大椎间孔，松解出椎间孔的神经根，达到去除疼痛的目的，尤其适用于手术后疼痛综合征的治疗。

2. 操作步骤　该操作一般在侧隐窝穿刺注射消炎镇痛液基础上进行，再行椎间孔内外口针刀松解术，可以单独行椎间孔内外口针刀松解，也可以内外口联合松解。

（1）体位：采取俯卧位。

（2）定位：X线透视定位穿刺进针点（内口松解选择小关节内侧缘，外口松解选择距旁正中6~8 cm处）。

（3）麻醉：常规消毒皮肤、铺无菌巾后，0.5%利多卡因局部浸润麻醉。

（4）局麻：在X线引导下，用0.8%利多卡因或含0.8%利多卡因的消炎镇痛液进行麻醉。椎间孔内口选择小关节内缘入路逐层麻醉，椎间孔外口入路麻醉至横突上关节突根部。

（5）针刀松解：用3号8 cm长针刀松解椎间孔内外口。松解内口时，针刀与矢状位平行，不离开骨面，轻柔切割黄韧带和椎间孔内口的纤维组织；松解外口时，针刀沿横突，逐步向横突上关节突根部方向移动，沿上关节突前缘剥离黄韧带和纤维组织，扩大椎间孔，松解出椎间孔的神经根（图11-9）。

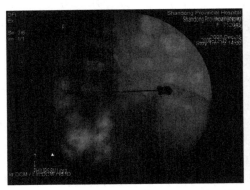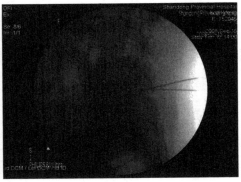

图11-9　椎间孔内外口针刀松解到位

3. 编码方法　在ICD-9-CM-3中，有关椎间孔内外口针刀松解分类如下。

03.6　脊髓和神经根粘连的松解术

04.4　颅和周围神经粘连的松解术和减压术

04.41　三叉神经根的减压术

04.42　其他颅神经减压术

04.43　腕管松解术

04.44　跗管松解术

04.49　其他周围神经或神经节粘连的减压术或松解术
　　　　周围神经神经松解术 NOS

4. 编码查找方法

（1）椎间孔内口针刀松解术为中枢神经的松解，其编码查找方法是在 ICD-9-CM-3 中查找主导词"松解术"，下面"-粘连--神经（周围的）---根，脊髓的"，获得编码 03.6。

（2）椎间孔外口针刀松解术为周围神经的松解，其编码查找方法是在 ICD-9-CM-3 中查找主导词"松解术"，下面"-粘连--神经（周围的）NEC"，获得编码 04.49。

（3）椎间孔内外口针刀松解术为中枢和周围神经松解术，编码为 03.6 + 04.49。

（王珺楠　林小雯　边　鹏　林炜炜）

第二节　蛛网膜下腔注射

蛛网膜下腔注射是疼痛临床常用的一种治疗方法，是将局麻药或神经破坏剂注入蛛网膜下腔，从而产生镇痛作用的方法。

一、技术原理

脊髓腔中有三层脊膜，依次为硬脊膜、蛛网膜及软脊膜。蛛网膜下腔阻滞是将药物注入蛛网膜下腔，作用于脊神经根，从而使相应部位产生治疗作用的方法。注射的药物可以是局麻药，也可以是神经破坏剂。局麻药属于可逆性神经阻滞，神经破坏剂属于不可逆性神经阻滞。常用的神经破坏剂有苯酚甘油（重密度液）及无水乙醇（轻密度液），苯酚甘油阻滞的效果确切，不良反应及并发症少，较为常用。

二、操作步骤

1. 体位　侧卧位。

2. 定位　X 线透视定位穿刺椎间隙和穿刺进针点。

3. 麻醉　常规消毒皮肤、铺无菌巾后，0.5% 利多卡因局部浸润麻醉。

4. 穿刺　在 X 线引导下将腰椎穿刺针经穿刺点与皮肤垂直方向刺入，左手背紧贴于患者背部并固定针的方向，以右手示指沿穿刺针轴心方向将针推进。穿入皮肤、皮下组织、棘上韧带及棘间韧带，棘上韧带和棘间韧带的阻力较柔软但具有韧性；再继续将穿刺针推进，则有阻力增加感，表示穿刺针已进入黄韧带。再将针推进则有阻力突然消失感，因推进力不同而有两种结果：①如推进力较大，进针速度较快，穿刺针在穿透黄韧带的同时将硬脊膜穿破，而进入蛛网膜下腔。②如果穿刺针推进缓慢，针可通过黄韧带但仍位于硬膜外腔，取出针芯后无脑脊液流出，证明穿刺针已穿过硬脊膜进入蛛网膜下腔（图 11-10）。

5. 注射　穿刺成功后，回抽有脑脊液流出，证明穿刺针无移位，注入相应药物。

三、编码方法

在 ICD-9-CM-3 中，有关蛛网膜下腔注射的分类如下。

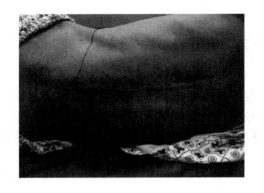
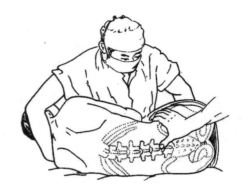

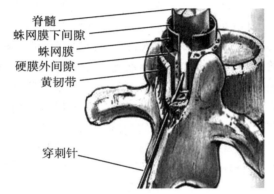

脊髓
蛛网膜下间隙
蛛网膜
硬膜外间隙
黄韧带

穿刺针

图 11-10　蛛网膜下腔注射体位及穿刺位置

03.8　椎管内破坏性药物注射

03.9　脊髓和椎管结构的其他手术

03.90　椎管的导管置入，为治疗性或姑息治疗性药物的输注

03.91　为镇痛的椎管麻醉药注射

03.92　椎管其他药物的注射
　　　　脊髓鞘内类固醇注射
　　　　蛛网膜下灌注冷冻生理盐水

四、编码查找方法

蛛网膜下腔注射根据其注射药物的不同，编码查找方法也不相同。

1. 镇痛药物注射　编码查找方法是在 ICD-9-CM-3 中查找主导词"注射"，下面"- 脊髓的（管）NEC--麻醉剂，用于麻醉"，获得编码 03.91。

2. 破坏性药物注射　如注射无水乙醇，编码查找方法是在 ICD-9-CM-3 中查找主导词"注射"，下面"- 脊髓的（管）NEC--神经破坏剂"，获得编码 03.8。

3. 其他药物注射　如糖皮质激素，编码查找方法是在 ICD-9-CM-3 中查找主导词"注射"，下面"- 脊髓的（管）NEC"，获得编码 03.92。

（赵序利　边　鹏　林炜炜）

第三节 鞘内注药泵技术

鞘内注药泵技术是蛛网膜下腔注射的一种，本节之所以单独列出，是因为其是疼痛临床上较单纯蛛网膜下腔注射更为常用的技术，适用于慢性顽固性疼痛，特别是癌性疼痛、带状疱疹后神经痛和背部手术失败综合征等需要采用鞘内药物输注系统（intrathecal drug delivery system，IDDS）进行长期的疼痛治疗。

1980年，IDDS 开始用于慢性疼痛治疗。初期的 IDDS 输入的药物浓度和输入速率固定，无法随时按照患者需求进行调整，只有通过再次加入药物时改变浓度才能调整单位时间内输入药量。1991年出现由电池提供动力的可外部调整输入速率的注药泵。目前用于慢性疼痛治疗的 IDDS，绝大多数采用植入式、可外部调整的注药泵。

IDDS 包括植入腹壁皮下的储药囊、通过皮下隧道连接储药囊和鞘内间隙的导管及皮下注药泵。外部计算机程序遥控皮下注药泵的输入速率，记录药物浓度、容量和剂量。通过皮下的接口定期注入药物补充储药囊内的药量，并可根据病情变化调整药物种类、浓度和输入量，使患者的疼痛至少减轻50%，并能够耐受药物不良反应。

目前 IDDS 已经广泛应用于慢性疼痛治疗，最常用的药物是美国食品药品监督管理局（Food and Drug Administration，FDA）批准的无防腐剂的硫酸吗啡。对于疼痛控制不佳或不良反应过大而无法继续使用吗啡者，可联合使用可乐定、丁哌卡因、咪达唑仑、氢吗啡酮和舒芬太尼等。

一、技术原理

通过蛛网膜下腔穿刺置管，将药物通过注射泵持续注入蛛网膜下腔，作用于脊神经而发挥其镇痛作用。泵内的药物一般为吗啡。因其直接作用于中枢神经系统，可以大大降低阿片类药物的使用量，从而提高镇痛效果、降低阿片类药物的不良反应。

二、操作步骤

1. 体位 侧卧位。

2. 定位 X 线透视定位穿刺椎间隙和穿刺进针点（依据疼痛的部位，选择鞘内注药泵的穿刺间隙）。

3. 麻醉 常规消毒皮肤、铺无菌巾后，0.5%利多卡因局部浸润麻醉。

4. 穿刺 同"蛛网膜下腔注射"。

5. 置管 经穿刺针置入鞘内导管（图11-11、图11-12）。

6. 泵注射 穿刺成功后，经皮下隧道，将鞘内导管与药物注射泵连接，药物泵埋置于皮下（腹股沟、锁骨下等部位）（图11-13、图11-14）。

三、编码方法

在 ICD-9-CM-3 中，有关鞘内注药泵技术的分类如下。

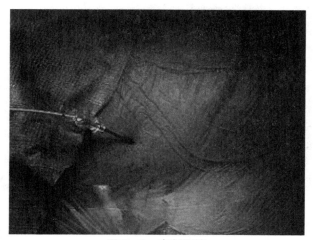

图 11-11 穿刺置管

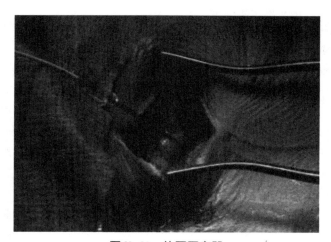

图 11-12 放置固定器

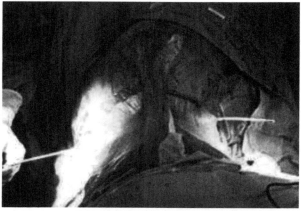

图 11-13 经皮下隧道将鞘内导管引至需要埋泵处

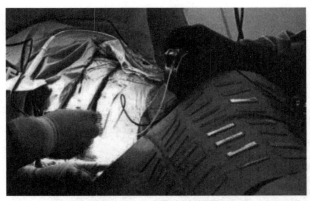

图11-14　接鞘内注药泵

03.9　脊髓和椎管结构的其他手术

03.90　椎管的导管置入，为治疗性或姑息治疗性药物的输注

03.91　为镇痛的椎管麻醉药注射

03.92　椎管其他药物的注射
　　　　脊髓鞘内类固醇注射
　　　　蛛网膜下灌注冷冻生理盐水

四、编码查找方法

　　鞘内注药泵技术的编码查找方法是在 ICD-9-CM-3 中查找主导词"插入"，下面"–导管––椎管腔（硬膜外的）（蛛网膜下的）（硬膜下的），用于治疗性或姑息治疗性物质输注"，获得编码 03.90。

（赵序利　林炜炜　边　鹏）

第十二章　神经相关微创治疗技术

神经系统由中枢神经系统和周围神经系统组成。中枢神经系统分为脑和脊髓两部分；周围神经系统分为躯体神经系统和内脏神经系统。躯体神经可再分为传入神经和传出神经；内脏神经的传出神经可分为交感神经和副交感神经。因而，针对神经系统的微创治疗技术包括中枢神经系统的深部脑刺激术、脊髓点刺激术、鞘内注药泵技术、高位硬膜外腔阻滞术等；还包括周围神经系统的各种治疗技术，如周围神经阻滞术、破坏术、电刺激术、神经松解术等。治疗神经类型包括感觉神经和交感神经，治疗部位包括神经节、神经丛、神经干和神经末梢等。

相关微创技术包括：神经阻滞术、神经射频治疗（神经破坏、脉冲射频调节术）、神经电刺激疗法（脊髓电刺激、周围神经电刺激）、药物注射神经破坏术及神经松解术等方法。

第一节　躯体感觉神经节微创治疗技术

躯体感觉神经包括颅神经和脊神经，疼痛临床常对三叉神经、舌咽神经、面神经、脊神经及各神经的分支（如肋间神经、枕大神经、枕小神经、臀上皮神经、脊神经后支等）进行微创治疗。由于躯体感觉神经节微创治疗的编码与治疗部位无关，以三叉神经半月神经节为例叙述。

一、药物注射术

1. 技术原理　药物注射可以是局麻药，通过阻断疼痛向中枢的传递，控制疼痛的发作及由疼痛引起的不良反应，神经阻滞可短暂引起相应神经分布区域的感觉障碍。注射的药物也可以是神经破坏剂，如无水乙醇、苯酚甘油、多柔比星等，通过药物，使神经节变性，永久阻断疼痛信号向中枢的传递，达到长期止痛的目的。

2. 操作步骤

（1）体位：侧卧位，颈下垫枕。

（2）定位：同侧眼眶外沿的垂直线与口角水平线的交接点为穿刺进针点，X 线透视找到卵圆孔（图 12-1）。

（3）麻醉：常规消毒皮肤、铺无菌巾后，0.5% 利多卡因局部浸润麻醉。

（4）穿刺注射：在 X 线引导下，用 10 cm 长针向卵圆孔方向穿刺进针（图 12-2），穿刺到位后注射消炎镇痛液 1 mL，或 99.99% 的无水乙醇 0.5 mL。

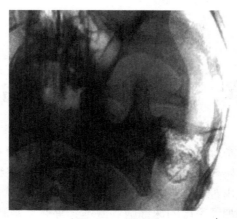

图 12-1　卵圆孔

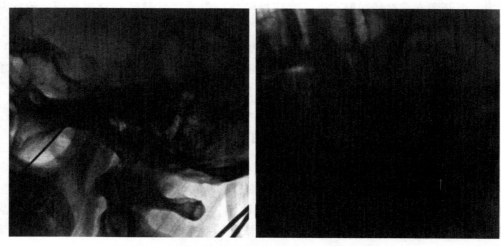

图 12-2　经卵圆孔穿刺（左：侧位像；右：斜位像）

3. 编码方法　在 ICD-9-CM-3 中，有关颅神经和周围神经药物注射的分类如下。

04.2　颅和周围神经的破坏术

颅或周围神经的破坏术，用：

冷止痛

注射神经破坏药

射频

04.8　周围神经注射

04.80　周围神经注射 NOS

04.81　周围神经麻醉药注射，为了镇痛

04.89　其他物质注射，除外神经破坏药

4. 编码查找方法　以周围神经药物注射术为例，根据其注射药物的种类不同，编

码查找方法也不相同。

（1）周围神经破坏性药物注射：如无水乙醇注射等，编码查找方法是在 ICD-9-CM-3 中查找主导词"注射"，下面"-神经（颅的）（周围的）--剂---破坏神经的"，获得编码 04.2。

（2）周围神经镇痛药物注射：编码查找方法是在 ICD-9-CM-3 中查找主导词"注射"，下面"- 神经（颅的）（周围的）--剂---麻醉，用于麻醉"，获得编码 04.81。

（3）周围神经其他药物注射：如营养神经等，编码查找方法是在 ICD-9-CM-3 中查找主导词"注射"，下面"- 神经（颅的）（周围的）--剂 NEC"，获得编码 04.89。

提示：中枢神经依据周围神经编码及其查找思路进行。

二、射频治疗术

射频治疗包括射频热凝毁损术和射频调节术。

1. 技术原理　射频热凝毁损术是通过射频的高温作用（70~75 ℃），使神经节内的神经元细胞变性坏死，阻断神经传导，实现镇痛目的。射频调节术是通过脉冲的方式，调控神经的功能，神经节调控后可产生内源性镇痛物质，达到镇痛目的，它不是一种破坏技术。

2. 操作步骤

（1）穿刺：穿刺技术与上述"药物注射术"相同。

（2）射频定位：穿刺到位后接射频弥散电极和刺激电极。用 50 Hz 进行感觉测试，2 Hz 进行运动测试，验证穿刺针位置（图 12-3）。

（3）射频治疗：脉冲射频时选择脉冲模式，42 ℃，射频 240 s；连续射频时在静脉麻醉下，选择热凝模式，80 ℃，射频 180 s。

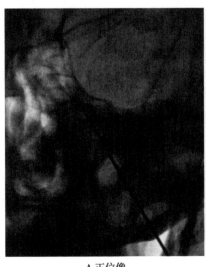 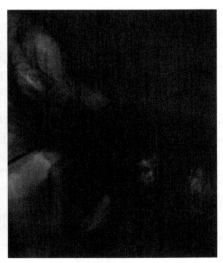

A.正位像　　　　　　　　　　　　　　B.侧位像

图 12-3　穿刺针位置

3. 编码方法　在 ICD-9-CM-3 中，有关颅神经和周围神经射频治疗的分类如下。

04.2　颅和周围神经的破坏术

04.9　颅和周围神经的其他手术

04.91　神经牵伸术

04.92　周围神经刺激器导线的置入或置换

04.93　去除周围神经刺激器导线

04.99　其他

4. 编码查找方法　以周围神经为例，其射频治疗包括射频热凝毁损术和射频调节术，其编码查找方法如下。

（1）周围神经射频热凝毁损术：为神经破坏术。其编码查找方法是在 ICD-9-CM-3 中查找主导词"破坏术"，下面"–神经（颅的）（周围的）（经射频）"，获得编码 04.2。

（2）周围神经射频调节术：为一物理疗法，主要作用为调节神经功能，分类于神经"其他手术"。其编码查找方法是在 ICD-9-CM-3 中查找主导词"手术"，下面"–神经（颅的）（周围的）NEC"，获得编码 04.99。

提示：中枢神经依据周围神经编码及其查找思路进行。

三、针刀松解术

1. 技术原理　针刀松解术是应用针刀的刀的作用，对神经周围挛缩的结缔组织等进行切割，解除神经受压情况，改善神经功能，达到去除疼痛的目的。

2. 操作步骤

（1）体位：侧卧位，颈下垫枕。

（2）定位：同侧眼眶外沿的垂直线与口角水平线的交接点为穿刺进针点，X 线透视找到卵圆孔。

（3）麻醉：常规消毒皮肤、铺无菌巾后，0.5%利多卡因局部浸润麻醉。

（4）针刀松解：刀口线一般与局部肌肉和神经走向一致，进针刀至卵圆孔，纵行疏通剥离几次即可出针。

3. 编码方法　在 ICD-9-CM-3 中，有关颅神经和周围神经松解的分类如下。

04.4　颅和周围神经粘连的松解术和减压术

04.41　三叉神经根的减压术

04.42　其他颅神经减压术

04.43　腕管松解术

04.44　跗管松解术

04.49　其他周围神经或神经节粘连的减压术或松解术

　　　　周围神经松解术 NOS

4. 编码查找方法

（1）周围神经针刀松解术：编码查找方法是在 ICD-9-CM-3 中查找主导词"松解术"，下面"– 粘连––神经（周围的）NEC"，获得编码 04.49。核对类目表，再根据具体神经分类于 04.4 不同的细目中，如腕管松解术为 04.43、跗管松解术为 04.44。

（2）颅神经针刀松解术：编码查找方法是在 ICD-9-CM-3 中查找主导词"松解术"，下面"-粘连--神经（周围的）NEC---颅的 NEC"，获得编码 04.42，但三叉神经的松解术单独列出，分类于 04.41。

（孙　涛　林炜炜　边　鹏）

第二节　自主神经微创治疗技术

自主神经广泛分布于全身各个脏器，与多种疼痛和疼痛性疾病有关。交感神经系统来自脊髓侧柱细胞的传出纤维，然后组成交感干、神经节和神经丛，节后纤维分布到各个组织和器官。疼痛临床常对星状神经节、蝶腭神经节、胸交感神经节、腰交感神经节、奇神经节、上腹下神经丛和腹腔神经丛等进行微创治疗。由于自主神经微创治疗技术的编码与治疗部位无关，以腰交感神经节（图 12-4）为例叙述。

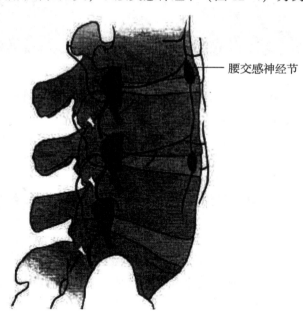

——腰交感神经节

图 12-4　腰交感神经节

一、药物注射术

1. 技术原理　交感神经节阻滞一般注射 0.8% 的利多卡因，可以扩张血管，减轻水肿，可缓解内脏疼痛和血管性疼痛，同时可缓解交感神经过度紧张引起的各种症状。对于胸交感或腰交感等神经节也可以注射神经破坏剂，如无水乙醇、多柔比星等，使神经节变性，达到长期止痛的目的。

2. 操作步骤

（1）体位：俯卧位。

（2）定位：腰椎体横突下缘处为穿刺进针点（一般旁正中6 cm）。

（3）麻醉：常规消毒皮肤、铺无菌巾后，0.5%利多卡因局部浸润麻醉。

（4）穿刺注射：在 X 线引导下，用 10 cm 长针沿横突下缘向腰椎侧方穿刺（图12-5），穿刺到位后注射消炎镇痛液 2 mL，需要破坏时可注射 99.99% 的无水乙醇 2 mL。

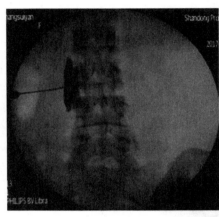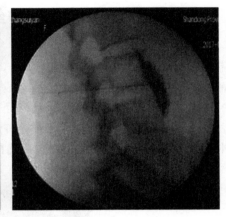

图 12-5　腰交感神经节注射穿刺位置

3. 编码方法　在 ICD-9-CM-3 中，有关交感神经（节）注射术的分类如下。

05.3　交感神经或神经节注射

05.31　麻醉药交感神经注射，为了镇痛

05.32　神经破坏药交感神经注射

05.39　交感神经或神经节的其他注射

4. 编码查找方法　交感神经药物注射术根据其注射药物的种类不同，编码查找方法也不相同。

（1）交感神经破坏药注射：编码查找方法是在 ICD-9-CM-3 中查找主导词"注射"，下面"-神经（颅的）（周围的）---交感神经---神经破坏剂"，获得编码05.32。

（2）交感神经镇痛药物注射：编码查找方法是在 ICD-9-CM-3 中查找主导词"注射"，下面"-神经（颅的）（周围的）-- 交感神经---麻醉，用于麻醉"，获得编码05.31。

（3）交感神经其他药物注射：编码查找方法是在 ICD-9-CM-3 中查找主导词"注射"，下面"- 神经（颅的）（周围的）-- 交感神经"，获得编码05.39。

二、射频治疗术

射频治疗的"技术原理"和"操作步骤"参见本章第一节。

1. 编码方法　在 ICD-9-CM-3 中，有关交感神经节射频治疗的分类如下。

05.2　交感神经切除术

05.21 蝶腭神经节切除术

05.22 颈交感神经切除术

05.23 腰交感神经切除术

05.24 骶前交感神经切除术

05.25 动脉周围交感神经切除术

05.29 其他交感神经切除术和神经节切除术

05.8 交感神经或神经节的其他手术

05.81 交感神经或神经节的修补术

05.89 其他

2. 编码查找方法

（1）交感神经射频热凝毁损术：为神经破坏术，ICD-9-CM-3 分类规则中明确表示，"破坏"找不到按"切除"分类。因此其编码查找方法是在 ICD-9-CM-3 中查找主导词"切除术"，下面"-神经（颅的）（周围的）NEC--交感神经"，获得编码 05.29。核对类目表，再根据具体神经分类于 05.2 不同的细目中。

（2）交感神经射频调节术：为一物理疗法，主要作用为调节神经功能，分类于神经"其他手术"。其编码查找方法是在 ICD-9-CM-3 中查找主导词"手术"，下面"-神经（颅的）（周围的）NEC--交感神经"，获得编码 05.89。

（赵序利　林炜炜　边　鹏）

第十三章　骨关节相关微创治疗技术

关节疾患可以导致急慢性疼痛，如骨性关节炎、肩关节周围炎、股骨头缺血性坏死、骶髂关节炎等均可导致相应部位的疼痛。对于关节疾患导致的疼痛常用的微创治疗技术手段有：关节腔内消炎镇痛液注射、臭氧注射及玻璃酸钠注射治疗，关节周围韧带的消炎镇痛液注射、臭氧注射及针刀松解治疗，骨髓腔减压治疗等。下面以膝骨关节炎为例叙述。

一、关节腔内注射治疗

关节腔内注射包括关节腔内注射消炎镇痛液、关节腔内注射臭氧及关节腔内注射玻璃酸钠。

1. 技术原理　关节腔内注射消炎镇痛液可以通过局麻药对感觉神经末梢的阻滞作用达到止痛效果，又可以通过糖皮质激素的抗炎作用，消除局部的无菌性炎症，实现长期镇痛的效果。关节腔内注射臭氧是发挥抗炎和镇痛作用，臭氧依靠与生物分子反应生成的活性氧和脂质过氧化物产生治疗作用。关节腔内注射玻璃酸钠，是在关节腔内起润滑作用，减少组织之间的摩擦，同时发挥弹性作用，缓冲应力对关节软骨的作用，发挥应有的生理功能。关节腔内注入高分子质量、高浓度、高黏弹性的玻璃酸钠，能明显改善滑液组织的炎症反应，提高滑液中玻璃酸钠含量，增强关节液的黏稠性和润滑功能，保护关节软骨，促进关节软骨的愈合与再生，缓解疼痛，增加关节活动度。

2. 操作步骤

（1）体位：患者仰卧位，膝关节屈曲，膝下垫枕；也可选择坐位。

（2）定位：取内膝眼或外膝眼处为穿刺进针点（依据个人习惯而定，亦有取髌下为穿刺点者）。

（3）穿刺：常规消毒皮肤、铺无菌巾后，用7号8 cm针穿刺（图13-1）。

（4）药物注射：穿刺到位后，回抽无血无液，注射消炎镇痛液10 mL，或30 μg/mL医用臭氧10 mL，或注射玻璃酸钠注射液2.5 mL。

3. 编码方法　在 ICD-9-CM-3 中，

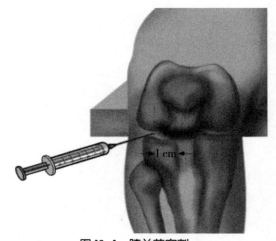

图 13-1　膝关节穿刺

有关关节腔内注射治疗的分类如下。

　　81.9　关节结构的其他手术

　　81.91　关节穿刺术

　　81.92　关节或韧带治疗性药物注射

　　81.93　上肢关节囊或韧带缝合术

　　81.94　踝关节和足关节或韧带缝合术

　　81.95　其他下肢关节囊或韧带缝合术

　　81.96　关节其他修补术

　　81.97　上肢关节置换修正术

　　81.98　关节结构的其他诊断性操作

　　81.99　其他

　　4. 编码查找方法　关节腔内注射治疗的编码查找方法是在 ICD-9-CM-3 中查找主导词"注射",下面"-关节(治疗性药物)",获得编码 81.92。

二、关节周围韧带微创操作

　　关节周围韧带微创操作包括消炎镇痛液注射治疗、臭氧注射治疗及针刀松解治疗等。

　　1. 技术原理　韧带内注射消炎镇痛液可以通过局麻药对感觉神经末梢的阻滞作用达到止痛效果,又可以通过糖皮质激素的抗炎作用,消除局部的无菌性炎症,实现长期镇痛的效果;注射臭氧是发挥抗炎和镇痛作用,臭氧依靠与生物分子反应生成的活性氧和脂质过氧化物产生治疗作用。针刀松解术是通过针刀的刀的作用,松解粘连的神经、切开挛缩的韧带、切碎骨化的韧带来实现治疗的目的。

　　2. 操作步骤

　　(1)体位:患者仰卧位,膝关节屈曲,膝下垫枕。

　　(2)定位:取病变韧带的起止点处为穿刺进针点(图 13-2)。

　　(3)穿刺注射:常规消毒皮肤、铺无菌巾后,注射消炎镇痛液 2 mL 或(和)30 μg/mL 医用臭氧 2 mL。

　　(4)针刀松解:注射药物 15 min 后,用 4 号针刀,与韧带平行方向剥离几刀,松解韧带粘连处。

　　3. 编码方法　在 ICD-9-CM-3,有关关节周围韧带微创操作的分类如下。

　　80.4　切断关节囊、韧带或软骨
　　　　　松解术:关节、韧带

　　81.9　关节结构的其他手术

　　81.91　关节穿刺术

　　81.92　关节或韧带治疗性药物注射

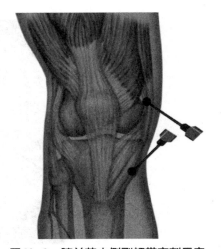

图 13-2　膝关节内侧副韧带穿刺示意

81.93 上肢关节囊或韧带缝合术

81.94 踝关节和足关节或韧带缝合术

81.95 其他下肢关节囊或韧带缝合术

81.96 关节其他修补术

81.97 上肢关节置换修正术

81.98 关节结构的其他诊断性操作

81.99 其他

4. 编码查找方法

（1）关节周围韧带注射治疗：编码查找方法是在 ICD-9-CM-3 中查找主导词"注射"，下面"- 韧带（关节）（治疗性药物）"，获得编码 81.92。

（2）关节周围韧带针刀松解术：编码查找方法是在 ICD-9-CM-3 中查找主导词"切断（分开）"，下面"- 韧带"，获得编码 80.40 。核对类目表，亚目 80.4 包含关节和韧带的松解，具体部位的松解根据具体部位分类于 80.40~80.49 不同的细目中。如腕韧带松解术编码为 80.43，指韧带松解术编码为 80.44。

三、骨髓腔减压术

1. 技术原理　骨髓腔减压术是应用针刀或克氏针将病变的骨髓腔钻孔减压，通过降低病变骨组织内的压力，改善骨内的微循环状态，打断骨内高压—静息痛的恶性循环。常见的有股骨头骨髓腔减压术、跟骨骨髓腔减压术、胫骨骨髓腔减压术等。

2. 操作步骤

（1）体位：侧卧位。

（2）定位：X 线透视定位穿刺进针点（股骨头一般在大转折向尾端 2 cm 处）。

（3）麻醉：常规消毒皮肤、铺无菌巾后，0.5% 利多卡因局部浸润麻醉。

（4）穿刺减压：在 X 线引导下，将克氏针向股骨头方向穿刺至股骨头下（图 13-3）。

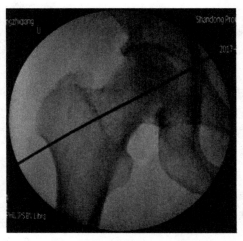

图 13-3　股骨头骨髓腔减压穿刺针位置

3. 编码方法 在 ICD-9-CM-3 中，有关骨髓腔减压术分类如下。

77.1 骨其他切开术不伴切断术

4. 编码查找方法 骨髓腔减压术的编码查找方法是在 ICD-9-CM-3 中查找主导词"切开"，下面"－骨"，再根据不同的部位查找不同的编码。如股骨骨髓腔减压术编码为 77.15，跟骨骨髓腔减压术编码为 77.18，胫骨骨髓腔减压术编码为 77.17。

（谢珺田 林炜炜 边 鹏）

第十四章 肌腱微创治疗技术

网球肘、腱鞘炎疾病，在保守治疗无效后，常需要应用消炎镇痛液注射治疗和（或）针刀松解治疗。本章以拇长屈肌腱鞘炎（又名拇指屈肌腱狭窄性腱鞘炎）为例叙述。

一、消炎镇痛液注射

1. 技术原理 通过局麻药对感觉神经末梢的阻滞作用达到即刻止痛效果，又可以通过糖皮质激素的抗炎作用，消除局部的无菌性炎症，实现长期镇痛的效果。

2. 操作步骤

（1）体位：坐位或仰卧位，手心向上。

（2）定位：选取结节处为穿刺进针点（图14-1）。

（3）穿刺注射：常规消毒皮肤后，用 2 mL 注射器注射消炎镇痛液 2 mL。

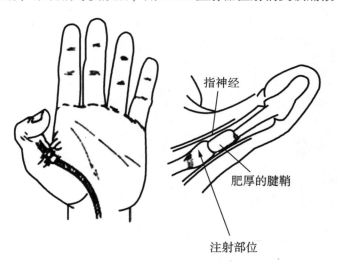

指神经

肥厚的腱鞘

注射部位

图14-1 拇长屈肌腱鞘炎注射镇痛液

3. 编码方法 在 ICD-9-CM-3 中，有关肌腱的手术涉及两个类目，分别为"82 手部肌、腱和筋膜手术"和"83 肌、腱和筋膜手术，除外手"。

由此可见，ICD-9-CM-3 中有关肌、腱和筋膜的手术将"手"这一部位单独列出分类于类目82，其他部位分类于类目83。因此对于肌腱消炎镇痛液注射治疗的分类应区分具体的部位，部位不同编码不同。

有关肌腱消炎镇痛液注射治疗的分类如下。

82.9 手部肌、腱和筋膜的其他手术

82.91 手粘连松解

手筋膜、肌和肌腱粘连松解

82.92 手黏液囊抽吸术

82.93 手其他软组织抽吸术

82.94 手黏液囊治疗性药物注入

82.95 手肌腱治疗性药物注入

82.96 手软组织局部作用治疗性药物的其他注入

82.99 手部肌、腱和筋膜的其他手术

83.9 肌、腱、筋膜和黏液囊的其他手术

83.91 肌、腱、筋膜和黏液囊的松解术

83.92 骨骼肌刺激器的置入或置换

83.93 去除骨骼肌刺激器

83.94 黏液囊抽吸术

83.95 其他软组织抽吸

83.96 黏液囊治疗性药物注入

83.97 腱治疗性药物注入

83.98 其他软组织局部作用治疗性药物注入

83.99 肌、腱、筋膜和黏液囊的其他手术

4. 编码查找方法

（1）手部肌腱的消炎镇痛液注射：如拇长屈肌腱消炎镇痛液注射，编码查找方法是在 ICD-9-CM-3 中查找主导词"注射"，下面"-腱--手"，获得编码 82.95。

（2）除手以外部位的肌腱消炎镇痛液注射：编码查找方法是在 ICD-9-CM-3 中查找主导词"注射"，下面"-腱"，获得编码 83.97。

二、针刀松解术

1. 技术原理 对于狭窄性腱鞘炎，小针刀松解主要是通过针刀的刀的作用切开肥厚的腱鞘，使肌腱运动时不受阻碍，代替外科手术，达到松解肌腱的目的。

2. 操作步骤

（1）体位：坐位或仰卧位，手心向上。

（2）定位：选取结节处为穿刺进针点。

（3）穿刺注射：常规消毒皮肤后，用 2 mL 注射器注射消炎镇痛液或 0.5%利多卡因 2 mL。

（4）针刀松解：注射 15 min 后，用 4 号针刀沿穿刺点进刀，与肌腱方向平行切开肥厚的腱鞘。

3. 编码方法 在 ICD-9-CM-3 中，有关肌腱的手术涉及两个类目，分别为"82 手部肌、腱和筋膜手术"和"83 肌、腱和筋膜手术，除外手"。

由此可见，ICD-9-CM-3 中有关肌、腱和筋膜的手术将"手"这一部位单独列出分类于类目 82，其他部位分类于类目 83。因此对于"针刀松解"应参照"肌腱消炎镇痛液注射治疗"，在分类时应区分具体的部位，部位不同编码不同。

有关肌腱针刀松解术的分类如下。

82.9　手部肌、腱和筋膜的其他手术

82.91　　手粘连松解

　　　　　手筋膜、肌和肌腱粘连松解

82.92　　手黏液囊抽吸术

82.93　　手其他软组织抽吸术

82.94　　手黏液囊治疗性药物注入

82.95　　手肌腱治疗性药物注入

82.96　　手软组织局部作用治疗性药物的其他注入

82.99　　手部肌、腱和筋膜的其他手术

83.9　肌、腱、筋膜和黏液囊的其他手术

83.91　　肌、腱、筋膜和黏液囊的松解术

83.92　　骨骼肌刺激器的置入或置换

83.93　　去除骨骼肌刺激器

83.94　　黏液囊抽吸术

83.95　　其他软组织抽吸

83.96　　黏液囊治疗性药物注入

83.97　　腱治疗性药物注入

83.98　　其他软组织局部作用治疗性药物注入

83.99　　肌、腱、筋膜和黏液囊的其他手术

4. 编码查找方法

（1）手部肌腱的针刀松解术：编码查找方法是在 ICD-9-CM-3 中查找主导词"腱粘连松解术"，下面"－手"，获得编码 82.91。

（2）除手以外部位肌腱的针刀松解术：编码查找方法是在 ICD-9-CM-3 中直接查找主导词"腱粘连松解术"，获得编码 83.91。

（谢珺田　林炜炜　边　鹏）

第十五章　外周痛点微创治疗技术

痛点又称扳机点或触发点，常继发于直接外伤和慢性肌肉筋膜的劳损，存在于骨骼肌及其筋膜的张力带中。扳机点是体表的过敏点，刺激此处包括压迫、针刺、加热或冷却可引起相关部位的放射痛，该部位多伴有血管收缩、温度下降、发汗异常等自主神经异常的表现。扳机点不同于压痛点，扳机点可以不在疼痛区域，痛点是患者疼痛或酸痛症状最明显、压痛体征也最明显的部位，有时疼痛还向周围放射。扳机点与痛点有时也混用。在疼痛临床中常需要针对压痛点、扳机点和激痛点进行治疗。常用治疗方法包括：消炎镇痛液注射、臭氧注射及小针刀松解治疗等。下面以第三腰椎横突综合征的治疗为例书写编码方法。

一、注射治疗

1. 技术原理　第三腰椎横突综合征是腰痛的常见原因，其压痛点一般在第 3 腰椎横突尖部。由于肌肉痉挛、筋膜挛缩等，导致局部血液循环不好，致痛物质堆积，引起疼痛。注射消炎镇痛液可以通过局麻药对感觉神经末梢的阻滞作用达到即刻止痛效果，又可以通过糖皮质激素的抗炎作用，消除局部的无菌性炎症，实现长期镇痛的效果。痛点处注射臭氧是依据臭氧与生物分子反应生成的活性氧和脂质过氧化物产生抗炎和镇痛作用。

2. 操作步骤

（1）体位：俯卧位。

（2）定位：X 线透视定位病变侧别的第 3 腰椎横突。

（3）穿刺注射：常规消毒皮肤、铺无菌巾后，用 7 号 8 cm 针穿刺到横突尖部，注射消炎镇痛液 8 mL。可以依据病情，在注射消炎镇痛液 15 min 后，注射 30 μg/mL 医用臭氧 10 mL。

3. 编码方法　在 ICD-9-CM-3 中，有关外周痛点的手术涉及两个类目，分别为"82　手部肌、腱和筋膜手术"和"83　肌、腱和筋膜手术，除外手"。

由此可见，ICD-9-CM-3 中有关外周痛点的手术将"手"这一部位单独列出分类于类目 82，其他部位分类于类目 83。因此对于"外周痛点消炎镇痛液注射治疗"分类应区分具体的部位，部位不同编码不同。

有关外周痛点消炎镇痛液注射治疗的分类如下。

82.9　手部肌、腱和筋膜的其他手术

82.91　手粘连松解

手筋膜、肌和肌腱粘连松解

82.92　手黏液囊抽吸术

82.93　手其他软组织抽吸术

82.94　手黏液囊治疗性药物注入

82.95　手肌腱治疗性药物注入

82.96　手软组织局部作用治疗性药物的其他注入

82.99　手部肌、腱和筋膜的其他手术

83.9　肌、腱、筋膜和黏液囊的其他手术

83.91　肌、腱、筋膜和黏液囊的松解术

83.92　骨骼肌刺激器的置入或置换

83.93　去除骨骼肌刺激器

83.94　黏液囊抽吸术

83.95　其他软组织抽吸

83.96　黏液囊治疗性药物注入

83.97　腱治疗性药物注入

83.98　其他软组织局部作用治疗性药物注入

83.99　肌、腱、筋膜和黏液囊的其他手术

4. 编码查找方法

（1）手部外周痛点的消炎镇痛液注射：编码查找方法是在 ICD-9-CM-3 中查找主导词"注射"，下面"－软组织－－手"获得编码 82.96。

（2）除手以外部位外周痛点的消炎镇痛液注射：编码查找方法是在 ICD-9-CM-3 中查找主导词"注射"，下面"－软组织"，获得编码 83.98。

由此可见 83.98 不包括手的软组织治疗性药物的注射，分类时需要区分。

二、小针刀松解术

1. 技术原理　小针刀松解术是通过针刀的作用，松解软组织，切开挛缩的肌肉筋膜来实现治疗的目的。

2. 操作步骤

（1）体位：俯卧位。

（2）定位：X 线透视定位病变侧别的第 3 腰椎横突。

（3）穿刺注射：常规消毒皮肤、铺无菌巾后，用 7 号 8 cm 针穿刺到横突尖部，注射消炎镇痛液 8 mL。可以依据病情，在注射消炎镇痛液 15 min 后，注射 30 μg/mL 医用臭氧 10 mL。

（4）针刀松解：注射治疗结束后，用 3 号针刀行松解治疗，针刀抵达横突尖部，分别松解横突尖部、上部和下部，松解时针刀紧贴骨面（图 15-1）。

3. 编码方法　在 ICD-9-CM-3 中，有关外周痛点的手术涉及两个类目，分别为"82　手部肌、腱和筋膜手术"和"83　肌、腱和筋膜手术，除外手"。

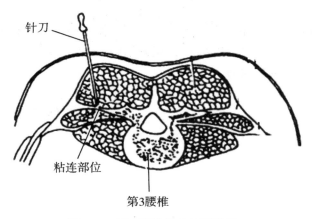

图 15-1　第 3 腰椎横突针刀松解

由此可见，ICD-9-CM-3 中有关外周痛点的手术将"手"这一部位单独列出分类于类目 82，其他部位分类于类目 83。因此对于"针刀松解"应参照"外周痛点消炎镇痛液注射治疗"，在分类时应区分具体的部位，部位不同编码不同。

有关外周痛点针刀松解术的分类如下。

82.9　手部肌、腱和筋膜的其他手术

82.91　手粘连松解
　　　　手筋膜、肌和肌腱粘连松解

82.92　手黏液囊抽吸术

82.93　手其他软组织抽吸术

82.94　手黏液囊治疗性药物注入

82.95　手肌腱治疗性药物注入

82.96　手软组织局部作用治疗性药物的其他注入

82.99　手部肌、腱和筋膜的其他手术

83.9　肌、腱、筋膜和黏液囊的其他手术

83.91　肌、腱、筋膜和黏液囊的松解术

83.92　骨骼肌刺激器的置入或置换

83.93　去除骨骼肌刺激器

83.94　黏液囊抽吸术

83.95　其他软组织抽吸

83.96　黏液囊治疗性药物注入

83.97　腱治疗性药物注入

83.98　其他软组织局部作用治疗性药物注入

83.99　肌、腱、筋膜和黏液囊的其他手术

4. 编码查找方法

（1）手部痛点的针刀松解术：编码查找方法是在 ICD-9-CM-3 中查找主导词"松解术"，下面"-粘连--手"，获得编码 82.91。经核对类目表，82.91 包含着手筋膜、

肌和肌腱粘连松解。

（2）除手以外部位痛点的针刀松解术：编码查找方法是在 ICD-9-CM-3 中查找主导词"松解术"，下面"-粘连--筋膜"，获得编码 83.91。经核对类目表，83.91 包含着肌、腱、筋膜和黏液囊的松解。

（赵序利　林炜炜　边　鹏）

参 考 文 献

[1] 北京协和医院世界卫生组织国际分类家族合作中心. 疾病和有关健康问题的国际统计分类第十次修订本（ICD-10）（第一卷）［M］. 2版. 北京：人民卫生出版社，2013.

[2] 北京协和医院世界卫生组织国际分类家族合作中心. 疾病和有关健康问题的国际统计分类第十次修订本（ICD-10）（第三卷）［M］. 2版. 北京：人民卫生出版社，2013.

[3] 刘爱民. 病案信息学［M］. 2版. 北京：人民卫生出版社，2014.

[4] 刘爱民. 国际疾病分类第九版临床修订本手术与操作［M］. 北京：人民军医出版社，2013.

[5] 刘延青，崔健君. 实用疼痛学［M］. 北京：人民卫生出版社，2013.

[6] 宋文阁，王春亭，傅志俭，等. 实用临床疼痛学［M］. 郑州：河南科学技术出版社，2008.

[7] 李仲廉，安建雄，倪家骧，等. 临床疼痛治疗学［M］. 3版. 天津：天津科学技术出版社，2003.

[8] 龙厚清，刘少喻. 脊柱疾病分类诊断学［M］. 北京：人民军医出版社，2007.

[9] 曾穗. ICD-10编码在病案管理实际应用中的体会［J］. 国际医药卫生导报，2008，14（22）：128-129.

[10] 杨兰，于明，王婷艳，等. 计算机辅助ICD-10编码系统的应用［J］. 中国病案，2015，16（12）：28-32.